季節の薬膳

二十四節気の養生レシピ

監修 辰巳 洋／編著 猪俣稔成

緑書房

はじめに

　地球は太古から太陽と月の恩恵を受けています。この地球に住む私たちもまた、太陽と月が作り出す自然のリズムの影響を受けながら生活しています。中国・黄河流域の人々は"日出而作、日落而息（日が昇ると働き、日が沈むと休む〔寝る〕）"を繰り返す生活のなかで、長い歳月をかけて日の長さの変化に規則をみいだし、気候の変化、植物や動物の活動の変化、農業に対する影響などから1年・1ヵ月・1日という単位で時を認識するようになりました。ここから冬至と夏至の日が定められ、二十四節気と七十二候の歴法が誕生し、暦が作り出されたのです。暦は人々が自然の変化を捉える目安となり、日常生活のなかでも健康養生においても親しまれるようになりました。

　『黄帝内経・四気調神大論』には"聖人春夏養陽、秋冬養陰、以従其根（養生の達人は自然界の陰陽の規律に従って、春と夏は陽気を養い、秋と冬は陰気を養う）"と、養生のポイントについての記述があり、生活のリズムなどについても記載されています。春と夏の各3ヵ月間は朝早く起きる、秋の3ヵ月間は早く寝て早く起きる、冬の3ヵ月間は早く寝て遅く起きるといった自然の規則に反すれば「春に旺盛となる肝を傷めると、陽気の成長不足により夏に冷え性となる」「夏に心を傷めると、秋に咳や寒熱病が生じる」「秋に肺を傷めると、冬に下痢の病症が現れる」「冬に腎を傷めると、次の春に冷え、四肢の無気力などの症状が出る」といった問題が生じるとしています。このように、健康・病症と季節との関係や季節に合わせる養生方法などが記されているのです。

　2016年11月30日には、国際連合教育科学文化機関（ユネスコ）の無形文化遺産保護条約第11回政府間委員会において、中国が申請した「二十四節気」が無形文化遺産に登録されました。中医薬膳学ではまず「季節に合わせた薬膳」を基礎として学ぶのですが、二十四節気が世界中の気象関係者から、羅針盤や火薬、紙、印刷と並ぶ「中国史上5番目の大発明」と称賛されたことをとても嬉しく思います。

　本草薬膳学院は2002年に創立し、今年で17年目を迎えました。これまで多くの卒業生を送り出し、すばらしい講師を育成してきました。なにか記念になることをしようと考えたとき、まずはじめに頭に浮かんだのが、二十四節気の薬膳の書籍を講師の先生方と一緒に出版するということでした。参加してくれた19名の講師のみなさんは、仕事と家事を両立させる忙しい毎日にもかかわらず本書の制作に力を尽くしてくれました。心から感謝いたします。

　競争が激しく忙しい現代社会で上手に生きていくためには、食から元気をもらうことが大事だと思います。季節や体調に応じて食材を選び、それを活かす方法で調理して、合理的で楽しい食生活を送れば、心身ともに元気にすごすことができるはず。この『季節の薬膳』が、忙しい現代社会を生きる読者のみなさまの健康のお役に立てれば幸いです。

　最後に、撮影に協力してくれた本草薬膳学院の講師、スタッフ、学生のみなさんにお礼を申し上げます。出版に尽力していただいた緑書房のみなさま、撮影を担当していただいたカメラマンの大寺浩次郎氏にも、心から感謝を申し上げます。

2018年9月

辰巳　洋

目次

はじめに ……………………………………… 3
本書の使い方 ………………………………… 10

季節と食事 …………………………………… 12
季節と中医学 ………………………………… 12

第1章　二十四節気七十二候 …… 13
第2章　春 …………………………… 16
第3章　夏 …………………………… 18
第4章　秋 …………………………… 20
第5章　冬 …………………………… 22

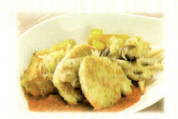

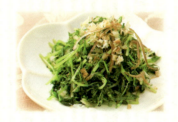

第6章　春の薬膳レシピ

春と身体 ……………………………………… 26
薬膳処方 ……………………………………… 26
春によく用いる食薬一覧 …………………… 27

立春
生姜と陳皮のごはん ………………………… 29
鶏肉のパプリカソースとしめじソテー … 30
ブロッコリーとじゃがいものスープ …… 31
豆苗と茗荷と大葉の和えもの …………… 31

雨水
いか団子とほうれん草のフォー ………… 33
レバーとハツの黒胡麻ナムル …………… 34
キャベツと金柑の酢のもの ……………… 35
にんじんのデザート ……………………… 35

啓蟄
ミルク粥 …………………………………… 37
鶏肉のねぎ巻き …………………………… 38
ほうれん草の胡麻和え …………………… 39
団子の落花生かけ ………………………… 39

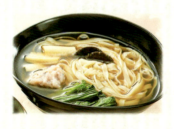

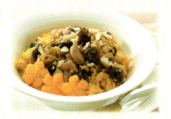

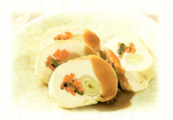

春分
- 海老とアスパラガスのちらし寿司 ……… 41
- 猪肉とにらの重ね蒸し …………………… 42
- 鮭と銀耳の吸いもの ……………………… 43
- 百合根とみかんのデザート …………… 43

清明
- 新生姜の炊き込みごはん ……………… 45
- パクチー餃子 …………………………… 46
- いかと菜の花のサラダ ………………… 47
- ジャスミンティーと甘夏の寒天ゼリー … 47

穀雨
- 甘夏風味のお寿司 ……………………… 49
- 鱸と牡蠣と玉葱の香り蒸し …………… 50
- いかとオクラのおかか和え …………… 51
- 春菊と蕎麦の実と椎茸のおすまし……… 51

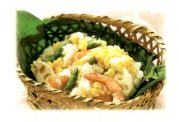
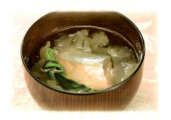
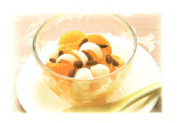

第7章　梅雨の薬膳レシピ

- 梅雨と身体 ……………………………… 54
- 薬膳処方 ………………………………… 54
- 梅雨によく用いる食薬一覧 …………… 55

梅雨
- とうもろこしと黒胡椒ごはん………… 57
- 鶏肉と豆のカレー……………………… 58
- 紫玉葱とじゃこのサラダ……………… 59
- 焙じはと麦と陳皮のお茶……………… 59

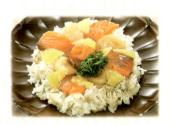
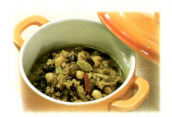

第8章　夏の薬膳レシピ

夏と身体 ················· 62
薬膳処方 ················· 62
夏によく用いる生薬・薬味 ········· 63

立夏
蓮の実と落花生の卵雑炊 ········· 65
豚ハツと百合根の炒めもの ········ 66
いかと銀耳の酢味噌和え ········· 67
竜眼肉となつめのみつ豆 ········· 67

小満
鴨肉のにゅう麺 ············· 69
ほたて貝柱と山芋のホイル焼き ····· 70
ほうれん草と金針菜の煮びたし ····· 71
枸杞子入り緑豆の水羊羹 ········ 71

芒種
とうもろこしと粟のピラフ ········ 73
鱸とズッキーニの包み蒸し
カルダモントマトソース添え ······· 74
きゅうりと冬瓜といんげんの和えもの ··· 75
二皮玄米茶 ················ 75

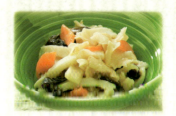

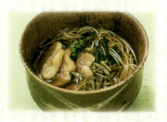

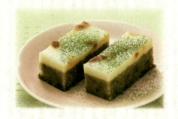

夏至
甘麦大棗うどん ············· 77
セロリといかと百合根のレモン炒め ··· 78
湯葉と卵の吸いもの ··········· 79
竜眼五味子かんの緑豆ぜんざいがけ ··· 79

小暑
鰻のちらし寿司 ············· 81
とろろ汁 ················· 82
いんげんと苦瓜のサラダ ········ 83
スイカのフルーツポンチ ········ 83

大暑
トマトと粟のごはん ··········· 85
豆腐の豚肉巻き ············· 86
きゅうりと苦瓜のオレンジ和え ····· 87
緑豆あんこの蕎麦粉白玉 ········ 87

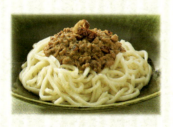

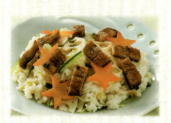

第9章　秋の薬膳レシピ

　秋と身体 …………………… 90
　薬膳処方 …………………… 90
　秋によく用いる食薬一覧 ………… 91

立秋
　蕎麦粉のクレープ ……………………… 93
　鱸のカルトッチョ ……………………… 94
　ブロッコリーとかぼちゃのサラダ ……… 95
　柿と梨のテリーヌ ……………………… 95

処暑
　松の実入りごはん ……………………… 97
　豚肉と野菜の重ね蒸し ………………… 98
　銀耳とトマトと薄荷の和えもの ………… 99
　抹茶入り豆乳ゼリー
　　枸杞子ソース添え …………………… 99

白露
　銀耳と長芋のお粥 ……………………… 101
　梨と豚の蒸しもの
　　ミルフィーユ仕立て ………………… 102
　小松菜と菊花の和えもの ……………… 103
　無花果と竜眼肉の杏仁豆腐
　　蜂蜜ソースがけ ……………………… 103

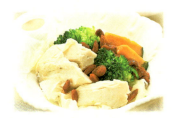

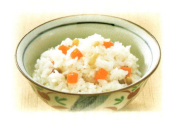

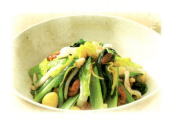

秋分
　ほたて貝柱と松の実の粥 ……………… 105
　長芋の豚肉巻き ………………………… 106
　きのこのチーズサラダ ………………… 107
　黒胡麻杏仁ドリンク …………………… 107

寒露
　松の実入りおこわ ……………………… 109
　銀耳と卵のスープ ……………………… 110
　海老と小松菜の黒胡麻酢 ……………… 111
　なつめとシナモン入り紅茶 …………… 111

霜降
　黄耆入り山芋舞茸ごはん ……………… 113
　秋鮭の銀杏入り錦あんかけ …………… 114
　銀耳と杏の胡桃酢和え ………………… 115
　栗あんみかん大福 ……………………… 115

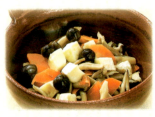

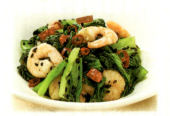

第10章　冬の薬膳レシピ

冬と身体 …………………………………… 118

薬膳処方 …………………………………… 118

冬によく用いる食薬一覧 ………………… 119

立冬
百合根と豆乳のお粥 ……………………… 121

牡蠣とうずら卵の胡麻胡椒焼き ……… 122

ほたて貝柱の卵白炒め …………………… 123

シナモン亥の子餅 ………………………… 123

小雪
天津甘栗と生姜のごはん ………………… 125

牛肉の五香粉蒸し ………………………… 126

カリフラワーと枸杞子の
五味子酢和え ……………………………… 127

胡桃黒砂糖プディング …………………… 127

大雪
桜海老と生姜のごはん …………………… 129

ねぎたっぷり鯛の蒸しもの……………… 130

当帰入り牛肉スープ ……………………… 131

金柑と銀耳のデザート …………………… 131

冬至
蓮の実と黒豆のごはん …………………… 133

羊肉とにらの山椒炒め …………………… 134

長芋ときのこのすり流し汁 …………… 135

かぼちゃと黒胡麻の茶巾しぼり ……… 135

小寒
栗ごはん …………………………………… 137

ラムチョップの香草焼き ………………… 138

サーモンと玉葱のマリネ ………………… 139

八宝茶 ……………………………………… 139

大寒
スパイシー花巻 …………………………… 141

鶏むね肉のロール巻き …………………… 142

海老と野菜のピリ辛炒め………………… 143

蓬粉とシナモンの
二色団子入り黒胡麻汁粉 …………… 143

コラム
季節の考え方と梅雨 ……………………… 24

五化・五行・六気・六淫・五臓 ………… 52

性味（五気六味の作用）………………… 60

帰経の作用 ………………………………… 88

中薬の購入方法 …………………………… 116

付録
本書で使用する主な食薬 ………………… 144

中医用語一覧 ……………………………… 156

食薬索引 …………………………………… 162

執筆者・スタッフ一覧…………………… 166

監修者・編著者プロフィール …………… 167

参考文献 …………………………………… 167

本書の使い方

1. **季節と中医学**…中医学の視点から、暦の成り立ちや季節の移り変わりによる変化について解説しています。二十四節気それぞれの特徴や、その時期に旬となる食薬もご紹介。2000年を超える歴史を持つ薬膳の考え方や、身近な暦の基礎知識について学んでいきましょう。
2. **季節の薬膳レシピ（理論）**…季節と五行の関係と、その時期に気をつけるべき体調の変化や活発になる臓について詳しく解説しています。また、季節に合わせた薬膳処方、その季節によく用いる食薬一覧を掲載。体質やそのときの症状、期待する効能から、どのような食薬を摂ればよいか調べてみましょう。
3. **季節の薬膳レシピ（料理）**…その季節・節気の特徴や気候、よくある体調の変化などに合わせ、主食、主菜、副菜、汁物、デザート、お茶など、献立形式の薬膳処方を各節気4品ずつ、計100品を紹介。使っている食薬からレシピを調べたいときは巻末の索引から探すことができます。
4. **付録**…本書で使用する主な食薬の性味や期待される効能、また本書に登場した中医学用語などを一覧にして解説しています。

凡例
【季節の薬膳レシピ（理論）】

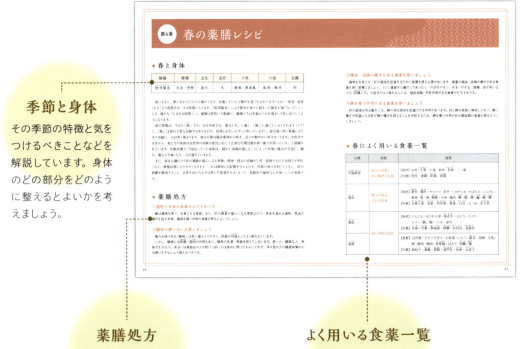

季節と身体
その季節の特徴と気をつけるべきことなどを解説しています。身体のどの部分をどのように整えるとよいかを考えましょう。

薬膳処方
季節に合わせ、おすすめの食薬とその理由や使い方の注意点などを示しています。推奨される食薬は体質によっても異なります。

よく用いる食薬一覧
期待する効能別に、その季節によく用いる食材・中薬を紹介しています。

【季節の薬膳レシピ(料理)】

解説
各レシピに使われている食薬の効能やレシピの狙いなどを解説しています。
食薬の詳細は「本書で使用する主な食薬」(144〜155ページ)を参照ください。

材料
分量は基本的に2人分ですが、作りやすい分量・多い分量になっている場合があります。

猪肉とにらの重ね蒸し

猪肉は陰を保つために体内に必要な水分を補う働きがあります。にらは陽を生み出すことから「起陽草(きようそう)」ともよばれており、どちらも春に食べたい食材。身体を温めてくれるにらと玉葱を合わせています。

材料
- 猪ロース薄切り肉 …… 80g
- 玉葱 …… 1/2個
- にら …… 1/2束
- 椎茸 …… 2枚
- 松の実 …… 2g

A
- 醤油 …… 小さじ1
- ダイダイのしぼり汁 …… 小さじ1

作り方
1. 玉葱は薄切り、にらは3cmほどの長さ、椎茸は食べやすい大きさに切る。松の実は細かく刻む。
2. クッキングシートに玉葱を敷き、猪肉、椎茸、にらを順に重ね、松の実を上から散らして包む。
3. フライパンに2と水50mLを入れ、蓋をして中火にかける。
4. 10分ほど加熱し、野菜がしんなりしたら火を止める。
5. Aを混ぜ、ぽん酢を作る。
6. 4を器にとり、5をかける。

※猪肉がない場合は豚ロース薄切り肉で、ダイダイがない場合はみかんや金柑などほかの柑橘類で代用可能です。

まとめて使う食薬
A、Bなどほかの材料と区別しています。使用する中薬の入手法は116ページのコラムを参照ください。

常用量
1日に摂取する常用量を記載しています。

性質
食薬の性質である性味(五気六味)・帰経を記載しています。性味については60ページ、帰経については88ページを参照ください。

【付録(食薬一覧)】

甘草(かんぞう)

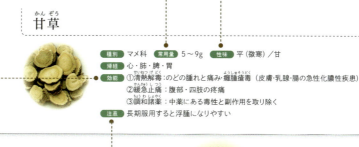

- **種別** マメ科
- **常用量** 5〜9g
- **性味** 平(微寒)/甘
- **帰経** 心・肺・脾・胃
- **効能**
  ①清熱解毒(せいねつげどく):のどの腫れと痛み・癰腫瘡毒(ようしゅそうどく)(皮膚・乳腺・腸の急性化膿性疾患)
  ②緩急止痛(かんきゅうしつう):腹部・四肢の疼痛
  ③調和諸薬(ちょうわしょやく):中薬にある毒性と副作用を取り除く
- **注意** 長期服用すると浮腫になりやすい

効能
期待される効能を紹介しています。

ポイント・注意
より詳しい説明や、知っておくとよい知識などを記しています。

ご注意 本書で紹介する料理や茶はあくまで食事であり、薬ではありません。病気のときにはまず医師の診断と治療を受けましょう。

季節と食事

『呂氏春秋』(紀元前239年頃) には"天生陰陽寒暑燥湿、四時之化、万物之変、莫不為利、莫不為害……大甘、大酸、大苦、大辛、大鹹、五種充形則生害矣……食能以時、身必無災。" という記述があります。「天 (宇宙、自然界のこと。この場合は自然界) には太陽と月があることで陰陽が存在し、寒さ、暑さ、乾燥、湿気が生じる。春・夏・秋・冬の四季の移り変わりにより、自然界の万物はさまざまな変化を起こす。なかには有益な変化も、害となる変化もある。……五味 (酸味、苦味、甘味、辛味、鹹味) の強烈な味、濃い味は身体に害となる。……季節に合わせた食生活を送れば、身体に害が起こることはない」という意味です。

古代から、季節に合わせて食事を摂ることが重視されていたことがわかります。

季節と中医学

季節に合わせた食事を重視することは中医学、とくに中医薬膳学の根本的な考え方です。

『黄帝内経』では"天覆地載、万物悉備、莫貴於人。人以天地之気生、四時之法成"(宝命全形論篇)、"天温日明、則人血淖液而衛気浮、故血易瀉、気易行。天寒日陰、則人血凝泣而衛気沈。月始生則血気始精、衛気始行。月郭満則血気実、肌肉堅、月郭空則肌肉減、経絡虚、衛気去、形独居。是以因天時而調気血也"(八正神明論篇) という記述があります。

この2つをまとめると「天地 (空と大地、この宇宙全体のこと) のなかには、動物や植物などすべてのものが揃っているが、人間はそのなかで最も貴重なものである。人間は天地の陰陽の気を受け、春・夏・秋・冬の温・暑・涼・寒というそれぞれの気候に応じて、生・長・収・蔵という自然の運行の法則に従って生活している」ということが説明されています。また、「太陽が明るく気温が高いときは、血が身体を滋養しながらスムーズに流れ、衛気も体表に浮かび、血と気の運行は順調に行われる。気温が低い、または曇りのときは血流は凝滞し、衛気も沈んでしまう。新月のときに血と気は満ちはじめ、衛気も動きはじめる。満月の頃に血と気が充実し、筋肉は丈夫になる。下弦の月の頃に筋肉は弱くなり、経絡も空虚となり、衛気が減少してしまう」というように、天地・四時 (四季)・陰陽が気と血に影響するため、気と血を調節する重要性が述べられています。

人間は天地からの物質によって存在し、季節・陰陽の変化・規律に従って発育・成長するため、これらに応じて臓腑・気血の生理活動を調節することで健康を維持することができます。

中医学では、五臓の働きはそれぞれの季節とつながっていると考えます。春は肝の機能が盛んになり、夏は心がよく働き、秋は肺気が収斂して、冬には精華物質 (営養物質) を貯蔵するために腎が活発になります。それぞれの季節に合わせて食材を選び、調理方法を決め、食事を提供することは、健康にすごすために最も大切なことの1つです。

二十四節気七十二候

　政治、政教を記した中国最古の歴史書『尚書』には、すでに「春夏秋冬」の四つの季節のほかに「仲春、仲夏、仲秋、仲冬」「春分、秋分、夏至、冬至」が記載されていました。古代から1年を四季に分けて考えていたこと、「二分」「二至」を認識していたことがわかります。

　暦は日常生活のなかで観察した自然現象から編み出されたもので、商の時代に出現し、春秋戦国時代（紀元前770〜221年）に大きく発展しました。

　二十四節気とは、1年を24等分する考え方で、『淮南子・天文訓』（紀元前179〜122年）に初めて記されました。節気はそれぞれ15日間と定められています。

　七十二候は、15日間の節気をさらに5日ごとに分けて、それを1つの候とするもの。つまり、1つの節気にはそれぞれ3つの候があります。この節気と候、2つを合わせて、1年で二十四節気七十二候となります。

　日本においてこの二十四節気・暦は、中国の文化が伝来してから明治維新までの約1,300年間、日常生活のなかで広く慣れ親しまれてきました。七十二候は日本の風土にあわせて変化していき、中国とは違う名前になった候もあります。

◆ 季節と二十四節気

季節	二十四節気					
春	立春 2月5日前後	雨水 2月20日前後	啓蟄 3月5日前後	春分 3月20日前後	清明 4月5日前後	穀雨 4月20日前後
夏	立夏 5月5日前後	小満 5月20日前後	芒種 6月5日前後	夏至 6月20日前後	小暑 7月5日前後	大暑 7月20日前後
秋	立秋 8月5日前後	処暑 8月20日前後	白露 9月5日前後	秋分 9月20日前後	寒露 10月5日前後	霜降 10月20日前後
冬	立冬 11月5日前後	小雪 11月20日前後	大雪 12月5日前後	冬至 12月20日前後	小寒 1月5日前後	大寒 1月20日前後

1つの節気は15日単位で考えられます。

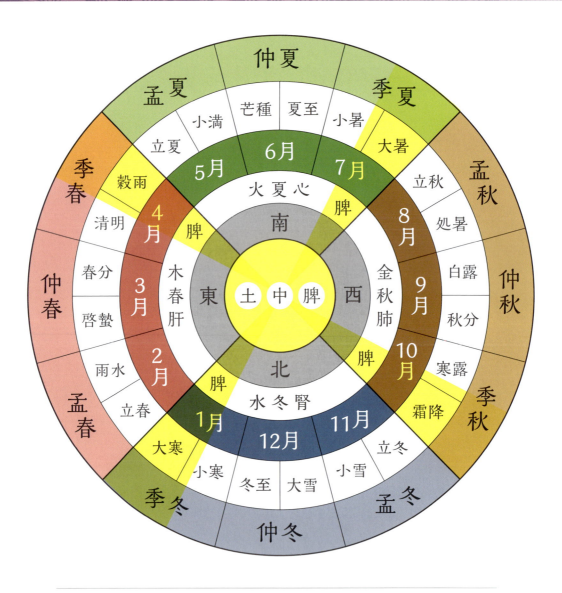

　『黄帝内経』太陰陽明論篇には"脾者、土也、治中央、常以四時長四臓、各位十八日寄治（脾は五行学説で土に属し、中央を治めながら四季とも関連している。肝、心、肺、腎の4つの臓を養い、各季節の終わりの18日間に旺盛となる）。"とあります。

　脾は特定の季節を司るのではなく、立春、立夏、立秋、立冬の前の18日間（図の濃い黄色部分）に旺盛となる臓。「脾旺四季」といわれており、この期間に水穀精微（すいこくせいび）を作ることでその季節に合った臓を養います。

　日本ではこの18日間のことを「土用」といい、それぞれ「春の土用」「夏の土用」「秋の土用」「冬の土用」と称しています。「夏の土用」の丑の日は鰻（うなぎ）を食べることで有名です。

日本と中国の二十四節気七十二候一覧

春

二十四節気	候	日本での名称	中国での名称
立春	初候	東風解凍	東風解凍
	次候	黄鶯睍睆	蟄虫始振
	末候	魚上氷	魚上氷
雨水	初候	土脉潤起	獺祭魚
	次候	霞始靆	鴻雁来
	末候	草木萌動	草木萌動
啓蟄	初候	蟄虫啓戸	桃始華
	次候	桃始笑	倉庚鳴
	末候	菜虫化蝶	鷹化為鳩
春分	初候	雀始巣	玄鳥至
	次候	桜始開	雷乃発声
	末候	雷乃発声	始電
清明	初候	玄鳥至	桐始華
	次候	鴻雁北	田鼠化為鴽
	末候	虹始見	虹始見
穀雨	初候	葭始生	萍始生
	次候	霜止出苗	鳴鳩拂其羽
	末候	牡丹華	戴勝降于桑

夏

二十四節気	候	日本での名称	中国での名称
立夏	初候	蛙始鳴	螻蟈鳴
	次候	蚯蚓出	蚯蚓出
	末候	竹笋生	王瓜生
小満	初候	蚕起食桑	苦菜秀
	次候	紅花栄	靡草死
	末候	麦秋至	小暑至
芒種	初候	螳螂生	螳螂生
	次候	腐草為蛍	鵙始鳴
	末候	梅子黄	反舌無声
夏至	初候	乃東枯	鹿角解
	次候	菖蒲華	蜩始鳴
	末候	半夏生	半夏生
小暑	初候	温風至	温風至
	次候	蓮始開	蟋蟀居壁
	末候	鷹乃学習	鷹乃学習
大暑	初候	桐始結花	腐草為蛍
	次候	土潤溽暑	土潤溽暑
	末候	大雨時行	大雨時行

秋

二十四節気	候	日本での名称	中国での名称
立秋	初候	涼風至	涼風至
	次候	寒蝉鳴	白露降
	末候	蒙霧升降	寒蝉鳴
処暑	初候	綿柎開	鷹乃祭鳥
	次候	天地始粛	天地始粛
	末候	禾乃登	禾乃登
白露	初候	草露白	鴻雁来
	次候	鶺鴒鳴	玄鳥帰
	末候	玄鳥去	羣鳥養羞
秋分	初候	雷乃収声	雷乃収声
	次候	蟄虫坏戸	蟄虫坏戸
	末候	水始涸	水始涸
寒露	初候	鴻雁来	鴻雁来賓
	次候	菊花開	雀入大水為蛤
	末候	蟋蟀在戸	菊有黄華
霜降	初候	霜始降	豺乃祭獣
	次候	霎時施	草木黄落
	末候	楓蔦黄	蟄虫咸俯

冬

二十四節気	候	日本での名称	中国での名称
立冬	初候	山茶始開	水始氷
	次候	地始凍	地始凍
	末候	金盞香	雉入大水為蜃
小雪	初候	虹蔵不見	虹蔵不見
	次候	朔風払葉	天気上騰地気下降
	末候	橘始黄	閉塞而成冬
大雪	初候	閉塞成冬	鶡旦不鳴
	次候	熊蟄穴	虎始交
	末候	鱖魚群	茘挺出
冬至	初候	乃東生	蚯蚓結
	次候	麋角解	麋角解
	末候	雪下出麦	水泉動
小寒	初候	芹乃栄	雁北郷
	次候	水泉動	鵲始巣
	末候	雉始雊	雉始雊
大寒	初候	款冬華	鶏乳
	次候	水沢腹堅	鷙鳥厲疾
	末候	鶏始乳	水沢腹堅

中国から伝承した二十四節気七十二候は、日本の風土にあわせて徐々に変化していきました。

第2章　春

　春は2月5日前後の立春からはじまり、雨水・啓蟄・春分・清明・穀雨までの6つの節気からなる3ヵ月間。

　立春から5月5日前後、夏のはじまりの立夏までのあいだ、陽気は地下から地上へ少しずつ上昇していきます。寒い冬の北風から暖かい東風に変わり、春分の頃からは東南風となって、立夏に向かうにつれ少しずつ本格的に暖かくなっていきます。

　自然界全体が生まれ、生長する時期。木には新芽が芽吹き、動物たちも冬眠から起き出して、いきいきとした季節となります。

◆ 立春（りっしゅん）

（2月5日頃／初候：東風解凍（はるかぜこおりをとく），次候：黄鶯睍睆（うぐいすなく），末候：魚上氷（うおこおりをいずる））
2月に入り、北方はまだ厳しい寒さが続いていますが、南方は少し暖かくなっていく時期。東風が吹いて厚い氷をとかしはじめ、割れた氷のあいだからは魚が跳ね上がります。鳥（鶯）の鳴き声が聞こえ、桃、杏、梨、海棠（かいどう）、柳など、多くのつぼみが膨らみ、梅の花が咲きはじめる頃です。

【この時期の食薬】
中国ではこの時期に、辛みのある春餅を食べます。春餅とは小麦粉で作った薄い餅に、炒めた豚肉、黄にら、にんじん、もやし、えのき茸、春雨を挟んだもの。日本ではふきのとうやさやえんどうを食べます。

◆ 雨水（うすい）

（2月20日頃／初候：土脉潤起（つちのしょううるおいおこる），次候：霞始靆（かすみはじめてたなびく），末候：草木萌動（そうもくめばえいずる））
寒さがやわらぎ、雪は雨やみぞれに変わりはじめます。積もっていた雪もとけ、ちろちろと流れわいてくる雪どけ水に、春の足音が聞こえてくる頃です。中国では南方で冬を過ごした大雁（だいがん）が北方に帰り、川ではカワウソが魚を捕まえるようになります。凍っていた土がとけ、草木が芽吹きはじめ、菜の花、冬小麦が生長します。

【この時期の食薬】
2月には、体内の陽気を生長させるために牛肉や鱸（すずき）、にらを食べ、気を養うのがよいといわれていました。春キャベツやからし菜が旬の時期です。

◆ 啓蟄（けいちつ）

（3月5日頃／初候：蟄虫啓戸（すごもりむしとをひらく），次候：桃始笑（ももはじめてさく），末候：菜虫化蝶（なむしちょうとなる））
中国では驚蟄ともいいます。この頃から大地が暖かくなり、冬眠していた動物や虫が目覚め、巣穴から出てきます。ホトトギスや鶯の鳴き声が聞こえ、桃の花が咲きはじめる時期。イモ虫も蝶に羽化する頃です。

【この時期の食薬】
この頃にはわらびやぜんまいなどの山菜が自生してきます。新玉葱も美味しい時期です。この時期に摘む茵陳（いんちん）を茶にして飲むことで、肝を調節することができます。

❖ 春分 しゅんぶん

（3月20日頃／初候：雀始巣すずめはじめてすくう，次候：桜始開さくらはじめてひらく，末候：雷乃発声かみなりすなわちこえをはっす）

陰気が地面の下に沈み陽気が上昇することで、陰陽の気が入れ替わる日です。太陽が真東から昇って真西に沈んでいくため、昼と夜の長さがほぼ同じとなります。この日を境に陽気が伸びていき、遠くで春の雷鳴が聞こえはじめます。雀は巣を作り、桜や桃の花が咲いて、アスパラガスやうどが生長する時期です。

【この時期の食薬】

昔は春分から酒造りがはじまりました。この時期に作る桃花酒とうかしゅは病気を取り除き、美肌にもよいとされています。糯米もちごめで作りなつめあんを包んだ餅や団子、春の野菜であるなずな、馬蘭頭こよめな、槐花かいか、蒲公英たんぽぽ、野蒜のびる、車前草しゃぜんそう、香菜こうさいなどを食べましょう。

❖ 清明 せいめい

（4月5日頃／初候：玄鳥至つばめきたる，次候：鴻雁北こうがんかえる，末候：虹始見にじはじめてあらわる）

清明とは、天空が「清浄明潔しょうじょうめいけつ」である、という意味。自然界の万物が清らかでいきいきとしている節気です。空は青く澄んで暖かい東風が吹き、雨のあとには虹がみえるようになります。南から北へと帰ってきた燕や大雁だいがんなどの渡り鳥が歌い、草木の緑は深まって花が咲き、春らしい花見の時期を迎えます。

【この時期の食薬】

中国では昔、この日に火をつけることが禁止されていました。前日に用意しておいた食事を冷たいまま食べることから「寒食節かんしょくせつ」ともよばれます。タラの芽や三つ葉が食べ頃になるのもこの時期です。

❖ 穀雨 こくう

（4月20日頃／初候：萍始生あしはじめてしょうず，次候：霜止出苗しもやんでなえいづる，末候：牡丹華ぼたんはなさく）

4月に入ると、夏に向かって陽気がより強く上昇します。まるで農作物の成長を促すように雨が降ってホトトギスが飛び回り、人々は穀物の種をまく準備をはじめます。自然界では葦あしが芽吹き、牡丹ぼたんの花が咲く頃です。

【この時期の食薬】

穀雨は新ごぼうが食べ頃になり、新茶を摘む時期。この時期、暑がりの人は清熱の菊花や桑葉そうようの茶、香椿ちゃんちんがおすすめ。また、身体を強く熱くする羊肉、鹿肉などの肉類を食べることは控えたほうがよいといわれます。陽気の生発を促進する蓬よもぎで草餅を作りましょう。

第3章 夏

夏は5月5日前後の立夏からはじまり、小満・芒種・夏至・小暑・大暑の6つの節気からなる3ヵ月間。

立夏から夏至のあいだは陽気が日ごとに上昇し、生きものたちがたくましく成長する時期。草木もぐんぐん成長して茂り、風は暖かい南風となりどんどん暑くなります。

夏至から立秋へと秋に向かうにつれ、旺盛した陽気は少しずつ減少していきます。風は東南風から西南風に変わり、乾燥した空気が流れはじめます。

◆ 立夏（りっか）

（5月5日頃／初候：蛙始鳴（かわずはじめてなく），次候：蚯蚓出（みみずいづる），末候：竹笋生（たけのこしょうず））
竹の子や瓜が生え、新緑が豊かに彩られる時期。蛙が水辺で鳴きはじめ、虫やミミズが地上にはいだします。

【この時期の食薬】

この時期に収穫するのはにんじんやいちご。中国では麦で作ったうどんやすいとん、小豆・大豆・黒豆・青豆・緑豆の五色ご飯やスープ、竹の子を食べます。夏バテ予防のため、子どもにアヒルの卵を食べさせるという風習があります。

◆ 小満（しょうまん）

（5月20日頃／初候：蚕起食桑（かいこおきてくわをはむ），次候：紅花栄（べにばなさかう），末候：麦秋至（むぎのときいたる））
陽気が強くなり、紅花が盛んに咲く頃。桑などの植物が茂り、その葉を蚕が食べはじめます。冬小麦（ふゆこむぎ）の穂が付き、夏の穀物も収穫に向かって熟していきます。そら豆や枇杷（びわ）が出回る頃です。

【この時期の食薬】

昔は邪気を払い病気を予防するため、5月に菖蒲酒（しょうぶしゅ）、雄黄酒（ゆうおうしゅ）を飲んで邪気悪霊を払うという風習がありました。だんだん暑くなってくるため、苦菜（敗醤草（はいしょうそう））、蒲公英（たんぽぽ）、トマト、きゅうりなど涼性の野菜、食材を食べるとよいでしょう。

◆ 芒種（ぼうしゅ）

（6月5日頃／初候：螳螂生（かまきりしょうず），次候：腐草為蛍（くされたるくさほたるとなる），末候：梅子黄（うめのみきばむ））
芒とは穂先にとげのある稲のこと。穀物の種をまき、田植えをする目安とされます。また、芒には「忙」と同じ意味もあり、農家の繁忙期を表します。カマキリが生まれる時期であり、腐った草には蛍が誕生し、金銀花（きんぎんか）（スイカズラ）の花が咲いて、甘い香りが漂います。

【この時期の食薬】

梅の実が黄色く熟すため、中国では梅酒や梅ジュース（梅汁〔梅・砂糖・塩〕や酸梅湯（さんめいたん）〔青梅・山楂子（さんざし）・甘草・氷砂糖（こおりざとう）〕）、中薬の烏梅（うばい）を作る時期となります。この時期に収穫できるらっきょうは乾燥させ保存しておきます。

18

◆ 夏至（げし）

（6月20日頃／初候：乃東枯，次候：菖蒲華，末候：半夏生）

1年で最も陽気が強くなり、昼間も長くなる時期です。菖蒲の花が咲き半夏が生えますが、清熱の性質である夏枯草は、その名のとおりこの時期に枯れていきます。鹿の角が落ち、蝉が鳴きはじめます。陽気が旺盛な季節なので、汗がよく出て、のどが渇き身体が熱くなります。

【この時期の食薬】

6月は夏みかんや茗荷が収穫期を迎えます。新竹葉で粽を作ったり、うどんやワンタン、蕎麦、麦粥を食べるなど、平性・涼性の食薬を選んで摂りましょう。スープ、ジュース、粥などの水分の多い食事がよく食べられます。

◆ 小暑（しょうしょ）

（7月5日頃／初候：温風至，次候：蓮始開，末候：鷹乃学習）

暑い南風が吹いて日増しに暑くなっていき、本格的に夏がはじまる時期。小暑の頃には雨がよく降り、蓮の花が咲きます。コオロギが鳴き、小鷹は空で飛ぶ練習をはじめます。

【この時期の食薬】

この節気には寒涼性のスイカ、苦瓜、へちま、きゅうり、トマト、なす、とうもろこしをよく食べます。また、「春夏養陽」という考え方から、羊肉のスープを食べるのがおすすめです。

◆ 大暑（たいしょ）

（7月20日頃／初候：桐始結花，次候：土潤溽暑，末候：大雨時行）

暑さが本格的になり、1年で最も暑い時期。ときに大雨が降って地面が湿り、蒸し暑くなります。桐の実がなりはじめ、枝豆が食卓に出はじめる頃です。

【この時期の食薬】

大暑の節気なので、金銀花、菊花、甘草で作られた涼茶や、苦瓜、きゅうり、なす、蓮根、スイカ、冬瓜、トマトのような寒涼性の食材を取り入れるのがおすすめ。小豆、緑豆、茯苓、はと麦、蓮の実、長芋などの材料で作った粥もよいでしょう。夏バテ予防に鰻を食べる時期でもあります（土用の丑の日）。

第4章　秋

秋は8月5日前後の立秋からはじまり、処暑・白露・秋分・寒露・霜降までの6つの節気からなる1年で最も乾燥する季節。

陽気が徐々に減少し、陰気は地面の下で上昇して、空は澄み、乾燥した西風が吹きます。また収穫の時期でもあるため、農作物が熟して金色に。

秋分から立冬に向かうにつれ陰陽の気が入れ替わり、陰気が地面に上昇して、西風に寒い北風が流れ込みます。

◆ 立秋（りっしゅう）

（8月5日頃／初候：涼風至（すずかぜいたる），次候：寒蝉鳴（ひぐらしなく），末候：蒙霧升降（ふかききりまとう））
残暑が続き、日中はまだ暑い時期。ですが涼しい西風が吹きはじめるので、朝晩は涼しく、濃い霧が立ち込めます。蜩などの蝉（せみ）がにぎやかに鳴く頃です。旧暦ではこの時期に七夕を迎え、ロマンチックな日となります。

【この時期の食薬】
この時期は残暑が残っているため、スイカを食べるのがおすすめ。秋の乾燥対策として胡麻、銀耳（ぎんじ）、豚肉、蜂蜜（はちみつ）を摂り、身体を養いはじめるために桃や豚肉・魚を食べましょう。

◆ 処暑（しょしょ）

（8月20日頃／初候：綿柎開（わたのはなしべひらく），次候：天地始粛（てんちはじめてさむし），末候：禾乃登（こくものすなわちみのる））
処は「終止」という意味。ようやく暑さがおさまる時期です。朝晩は心地よい涼風が吹き、台風の時期に。鷹が鳥を捕まえ、綿を包む萼（がく）が開き、稲穂は熟します。

【この時期の食薬】
8月は収穫の季節。その喜びから各地で祭りが開催されます。また、秋は「収める」季節。この時期に芽吹く植物は季節に反するため食べてはいけないとされました。雑穀やすだち、ぶどうや無花果（いちじく）などが旬を迎えます。この時期には身体を滋養するために、鴨肉を食べましょう。

◆ 白露（はくろ）

（9月5日頃／初候：草露白（くさのつゆしろし），次候：鶺鴒鳴（せきれいなく），末候：玄鳥去（つばめさる））
秋が深まり、陰気が強くなっていく頃。朝晩の気温が下がり、草花につきはじめた朝露が白く光ります。中国では大雁、燕が南へ帰り、小鳥は食べものを蓄え、鶺鴒が鳴きはじめます。菊花を鑑賞しはじめ、大豆や雑穀を収穫し、冬小麦の種をまく時期です。

【この時期の食薬】
秋茶を摘むこの時期は竜眼肉（りゅうがんにく）、りんご、梨、柑橘の収穫期であり、食べ頃でもあります。秋なすや昆布は夏の残暑を払い、体内に滞った余分な熱を取り除いてくれます。身体を滋養する貝類が美味しくなる季節です。

◆ 秋分
しゅう ぶん

（9月20日頃／初候：雷乃収声，次候：蟄虫坏戸，末候：水始涸）
陽気が地面の下に沈み陰気が上昇してくる、陰陽の気が入れ替わる日。この日は昼と夜の長さがほぼ同
じになります。この頃から雷鳴が聞こえなくなり、寒気を感じる日が増えていきます。虫は巣穴に潜り冬
眠をはじめ、田んぼの水が枯れ、金木犀の花が咲き香りが漂いだすのもこの時期です。

【この時期の食薬】
収穫された銀杏や里芋が食卓に出る頃であり、蟹が最も美味しくなる季節。生姜や酢をつけ、酒を飲みながら
食べるのは、身体を冷やす蟹の寒性の性質を抑えるための昔からの知恵です。中秋月には金木犀が香るなか
で月を鑑賞し、月餅やぶどう、梨、菊花酒、枸杞酒を楽しみましょう。

◆ 寒露
かん ろ

（10月5日頃／初候：鴻雁来，次候：菊花開，末候：蟋蟀在戸）
晩秋の節気。陰気が主気となり、草木には冷たい露がつく時期です。青空を眺めると冬を日本で過ごす
大雁が飛行し、耳を澄ませばコオロギの鳴く声が聞こえます。菊花を観賞して楽しむ時期です。
降ったり止んだりする時雨が終わると、ぐっと秋が深まります。稲刈りが終わるのもこの時期。祛風除湿
し、寒気を避けるために、茱萸を身につける風習があります。

【この時期の食薬】
きのこ類が市場に出回り、栗を収穫する季節となります。重陽の季節なので、中国では米粉、きなこ、なつめ、
栗、杏仁、桂花などで作る重陽糕を食べます。

◆ 霜降
そう こう

（10月20日頃／初候：霜始降，次候：霎時施，末候：楓蔦黄）
秋の最後の節気です。露は陰気に結ばれて霜となり、草木が白化粧をする時期。冷たい秋雨が静かにし
としとと降り、山々は紅葉、黄葉に美しく染まり、柿や長芋が収穫の時期を迎えます。動物たちは冬眠
をはじめます。

【この時期の食薬】
冬に向かって「収める」季節なので、身体を潤しながら養うにんじん、ほうれん草、小松菜、百合根、長芋、
栗、枸杞子、豚肉、牛肉、鶏肉、卵、いか、ほたて、牡蠣など補益類の食材がおすすめです。身体の余分な
熱を取って潤すために、収穫した柿を食べます。

21

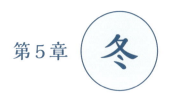

第5章 冬

冬は11月5日前後の立冬からはじまり、小雪・大雪・冬至・小寒・大寒という6つの節気からなる1年で最も寒い季節。

立冬から日ごとに陰気が上昇していき、寒く、「貯蔵する」時期になります。植物が枯れ、動物たちは冬眠をはじめます。

冬至から立春に向かうにつれ旺盛となった陰気が少しずつ減少していき、暖かい東風が北風に流れ込みます。

◆ 立冬（りっとう）

（11月5日頃／初候：山茶始開（つばきはじめてひらく），次候：地始凍（ちはじめてこおる），末候：金盞香（きんせんかさく））
いよいよ寒くなる節気です。陽射しは短くなり弱まって、木枯らしが吹き、北方では大地や湖が凍りはじめます。水仙やツバキの花が咲き、冬の訪れが感じられる頃です。

【この時期の食薬】
温州みかんやほうれん草、蓮根の収穫の時期。中国では黄酒（おうしゅ）（最も古い酒の1つ。米、粟、黍（きび）などによって作る）の醸造がはじまります。毛ガニやタラバガニなどの蟹が美味しい季節となりますが、身体を冷やす食材のため、蟹鍋や焼き蟹などのように加熱をするか、酒、生姜（しょうきょう）、酢をつける食べ方がおすすめです。

◆ 小雪（しょうせつ）

（11月20日頃／初候：虹蔵不見（にじかくれてみえず），次候：朔風払葉（きたかぜこのはをはらう），末候：橘始黄（たちばなはじめてきばむ））
天の気が上昇、地の気が沈み、陽射しはさらに弱まり、冷え込みが厳しくなる時期。虹をみかけることが少なくなり、東北には初雪が舞いはじめます。冷たい北風は木の葉を次々と落とし、柑橘類が黄色く色づきます。

【この時期の食薬】
冬に備えて、中国では干した豚バラ肉を作り、大量に収穫した白菜やセロリなどの野菜を漬物にします。食事は温熱性で補益の食薬を摂り入れましょう。寒性の蟹、涼性のセロリ、ほうれん草を食べるときには加熱調理をするのがおすすめです。

◆ 大雪（たいせつ）

（12月5日頃／初候：閉塞成冬（そらさむくふゆとなる），次候：熊蟄穴（くまあなにこもる），末候：鱖魚群（さけのうおむらがる））
木々の葉がすっかり落ちる頃。本格的な冬が到来し、冷たさを感じる季節です。朝晩は池や川に氷が張るようになります。自然界では天地の気が閉塞（上昇も下降もしない状態）。虎は発情期を迎え、熊は穴にこもって冬眠をはじめ、鮭は群がって川をのぼります。

【この時期の食薬】
中国では寒い時期に、麦芽糖（ばくがとう）（マルトース）という飴や湯麺（たんめん）、粥、焼肉、大根の煮物を食べる風習があります。

◆ 冬至(とうじ)

（12月20日頃／初候：乃東生(なつかれくさしょうず)，次候：麋角解(さわしかのつのおつる)，末候：雪下出麦(ゆきわたりてむぎのびる)）

1年で最も陰気が強く、昼が短く夜が長い日。寒い日々がはじまります。
冬至は太陽の力が最も弱まりますが、この日を境に地下では陽気が動きはじめます。このため、古くはこの日を1年の始まりとして考えていました。自然界では夏枯草や冬小麦が雪の下で芽を出し、麋(大鹿)は角を落とします。

【この時期の食薬】
百合根(ゆりね)が旬を迎える時期。正月を控えた12月は、11月に続き身体を養い、五色豆を食べて五臓の働きを補いながら毒を取り除くとよいでしょう。日本では無病息災のためにゆず湯に入りかぼちゃを食べますが、中国では解毒によい小豆粥や、身体を温める餃子、ワンタン、糯米(もちごめ)で作る団子を食べる風習があります。

◆ 小寒(しょうかん)

（1月5日頃／初候：芹乃栄(せりすなわちさかう)，次候：水泉動(しみずあたたかをふくむ)，末候：雉始雊(きじはじめてなく)）

寒さが一層強くなり、これからが冬本番。池や川の氷もさらに厚くなりますが、地下では凍っていた泉の水がとけて動きだし、雄鶏(雉(きじ))が鳴きはじめます。せりが盛んに生える時期となり、梅が咲きはじめ、鑑賞の時期を迎えます。

【この時期の食薬】
中国ではこの時期、身体を温める羊肉や、八宝飯（糯米、小豆、落花生(らっかせい)、さつまいも、胡桃(くるみ)、干し柿、なつめ、砂糖）、臘八粥(ろうはちがゆ)（糯米、粟(あわ)、高粱米(こうりゃんまい)、小豆、落花生、なつめ、干しぶどう、砂糖）、混ぜご飯（ソーセージ、鴨肉、青菜、生姜）などをよく食べます。日本では胃腸を健康にする春の七草粥（なずな、せり、すずな、ごぎょう、はこべら、すずしろ、ほとけのざ）を食べますが、これは中国から伝わって平安時代からはじまったとされています。

◆ 大寒(だいかん)

（1月20日頃／初候：款冬華(ふきのはなさく)，次候：水沢腹堅(さわみずこおりつめる)，末候：鶏始乳(にわとりはじめてとやにつく)）

1年で最も寒さの厳しい時期。厚く張った湖の氷の上では子どもたちが遊んでいます。空には鷹(たか)、鷲(わし)などの大きな鳥が飛び、鶏は卵を産みはじめます。ふさのとうが蕾を出し、君子蘭(くんしらん)も咲きだす頃。徐々に暖かくなって、春はもう目前です。

【この時期の食薬】
1月（旧正月）には1年間の病気予防のため、屠蘇酒(とそしゅ)（白朮(びゃくじゅつ)、肉桂(にっけい)、山椒(さんしょう)、防風(ぼうふう)、陳皮(ちんぴ)、桔梗(ききょう)、酒で作る）を飲み、防風粥(ぼうふうがゆ)、馬歯莧(ばしけん)を食べる風習があります。陽気の生長を促進するため、糯米、なつめ、落花生、栗(くり)、胡桃、竜眼肉(りゅうがんにく)、小豆、黒胡麻などで作った八宝粥、餅を食べましょう。

23

Column_01

季節の考え方と梅雨

　日常生活と中医薬膳学では、季節の考え方が異なります。地域にもよりますが、日常生活では春・梅雨・夏・秋・冬の五季で捉え（中国・長江流域、日本）、中医薬膳学では春・夏・長夏・秋・冬の五季で考えます（中国・黄河流域）。

　中国の長江、中・下流の地域では、5月に梅雨入りします。梅が完熟する季節であるとともに、雨が続いてカビが生えやすくなる時期でもあるので、「黄梅雨」「霉雨」ともよばれています。一方、中医学発祥の地である黄河流域では、小暑・大暑・立秋・処暑（大暑・立秋・処暑・白露）の4つの節気のあいだ、夏と秋の入れ替わる時期が1年で最も暑く、最も雨の多い「湿」にあたる季節。この時期を「長夏」といいます。旧暦の6月末から7月末にあたり、農作物が旺盛に生長し実が熟していく時期です。

　このように、雨が多い季節が梅雨と長夏では約1ヵ月ずれていることになりますが、本書では理解しやすいように、日本の風土に合わせた解説と梅雨の薬膳を提案します。

|第|6|章|

春の薬膳レシピ

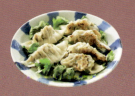
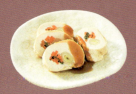
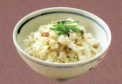

| | | | 第6章 | | 春の薬膳レシピ | | |

第6章 春の薬膳レシピ

◆ 春と身体

陰陽	特徴	五化	五行	六気	六淫	五臓
陰消陽長	生長・伸展	誕生	木	東風・東南風	風邪・寒邪	肝

　春になると、寒い冬からだんだん暖かくなり、冬眠していた万物が生長（生まれて大きくなる）・発育・成長（大きくなり成熟する）する時期に入ります。「陰消陽長」により陰気が徐々に弱まって陽気が強くなっていくことで、暖かな「生まれる時期」へ。植物は芽吹いて新緑に、動物たちは冬眠から目を覚まして外に出ていくようになります。

　春の特徴は、やはり「風」です。五行学説では、春は「木」に属し、「風」に通じているとされます（ただし、「風」は春の主要な気候ではありますが、四季にわたってずっと吹いています）。春分前に吹く東風により木々は緑に、山は青く染まります。春分以降は風は東南から吹き、花々が鮮やかに咲きほこります。中医学では昔から、私たちの身体は自然界の気候の変化に応じて正常な生理活動を保つ能力を持っている、と認識されています。冬眠状態でこり固まっていた身体は、暖かい春風を感じることによって次第に陽気が生長し、緩み、膨らんで強くなり、力が満ちていきます。

　また、春は五臓のうち肝の機能が盛んになる季節。精神・情志の活動が上昇・発散するので気持ちが明るくなり、興奮状態になりやすくなります。これは脾胃にも影響を与えるので、外邪の侵入を防ぐとともに、肝の抑鬱を解消すること、日常生活のなかでは怒らず度量を大きくもって、楽観的で愉快な心を保つことが重要です。

◆ 薬膳処方

①温性で甘味の食薬がおすすめです

　春は陽気を育て、生長させる季節。また、肝の疏泄が盛んになる季節なので、身体を温める温性、気血の運行を促す辛味、陽気を補う甘味の食薬を摂るとよいでしょう。

②酸味の使い方に注意しましょう

　春の主味である「酸味」は肝に最も入りやすく、肝経の引経としてよく使われています。
　しかし、酸味には収斂・固渋の作用もあり、陽気の生長・発散を抑えてしまいます。若い人、健康な人、身体が丈夫な人、あるいは高血圧の人や怒りっぽい人は多めに摂ってもよいですが、冷え性の人や陽虚体質の人は摂りすぎないよう控えるべきです。

③補血・滋陰の働きがある食薬を使いましょう

　陽気を生長させ、肝の疏泄を促進するために営養を摂る必要があります。適量の補血・滋陰の働きがある食薬を使い営養しましょう。とくに普段から暑がりであったり、のぼせやすい、めまいがする、頭痛、目が赤いなどの「肝陽上亢」の症状がよく現れる人には、補血滋陰・平肝作用がある食薬がおすすめです。

④脾を養う作用がある食薬を使いましょう

　肝の疏泄を司る働きには、脾の消化吸収を促進させる作用があります。肝と脾は密接に関係しており、春に働きが旺盛となる肝が脾の働きを抑えることを予防するため、脾を養う作用がある補益類の食薬も摂るようにしましょう。

◆ 春によく用いる食薬一覧

分類	効能	食薬
辛温解表 (しんおんげひょう)	陽気の発散し 肝の疏泄を促進	【食材】ねぎ・生姜・大葉・香菜・茗荷・三つ葉 【中薬】桂枝・紫蘇・防風・香薷
補気 (ほき)	陽気を補益し 生長を促進	【食材】粳米・糯米・キャベツ・長芋・じゃがいも・かぼちゃ・いんげん・椎茸・栗・桃・蜂蜜・牛肉・鶏肉・鰻・鰯・鱈・鱸・鯖・鰹 【中薬】吉林人参・党参・西洋参・黄耆・白朮・なつめ・炙甘草
養血 (ようけつ)	血と津液を滋養	【食材】にんじん・ほうれん草・落花生・ぶどう・ライチ・レバー（豚、鶏）・いか・赤貝 【中薬】当帰・芍薬・熟地黄・阿膠・何首烏・竜眼肉
滋陰 (じいん)		【食材】百合根・アスパラガス・小松菜・いちご・銀耳・胡麻・牛乳・卵・豚肉・鴨肉・烏骨鶏・ほたて・牡蠣・鮑 【中薬】枸杞子・桑椹・黄精・麦門冬・沙参・女貞子

立春
りっしゅん

立法：辛温助陽　補気健脾
（身体を温めて陽気の生長を促し脾の働きを高める）

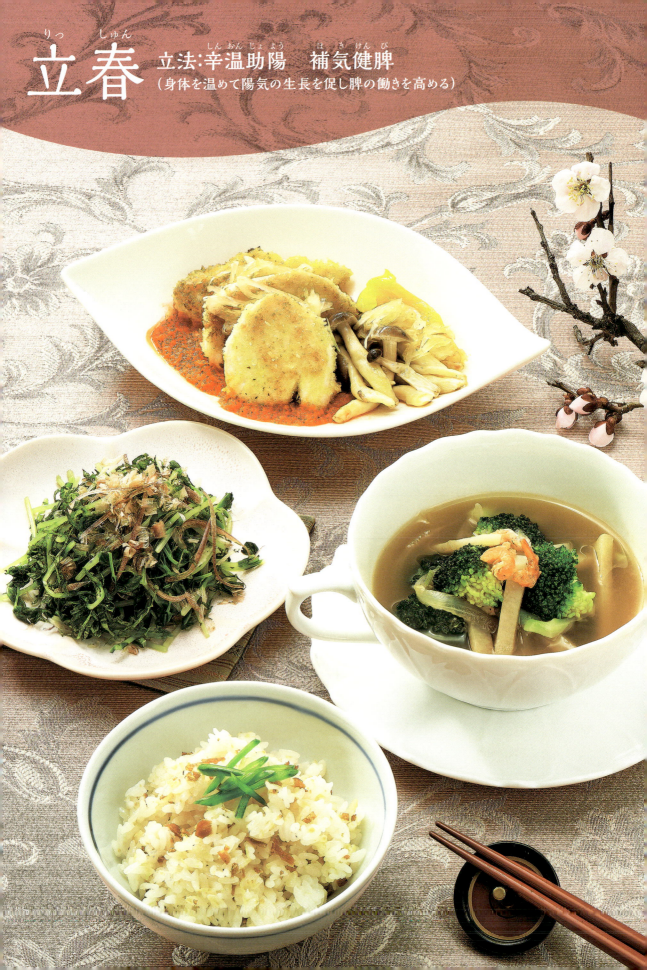

生姜と陳皮のごはん

辛味・温性の生姜や酒には、陽気の上昇を助ける働きがあります。気を補う粳米、脾の気の巡りをよくする陳皮や絹さやを加え、脾の働きを活発にしましょう。

材料

- 粳米……………………… 1カップ
- 生姜……………………… 10g
- 陳皮……………………… 6g
- 絹さや…………………… 4枚

A
- 清酒…………………… 大さじ1/2
- 塩……………………… ひとつまみ

作り方

1. 陳皮は清酒（分量外）で戻しておく。
2. 生姜、陳皮をみじん切りにする。絹さやは茹でて斜め細切りにする。粳米を洗う。
3. 炊飯器に粳米、生姜を入れ、Aと合わせて水を加減して炊く。
4. 炊きあがったら陳皮を加えて蒸らし、混ぜ込む。
5. 4を器に盛り、絹さやを添える。

春の薬膳養生 立春

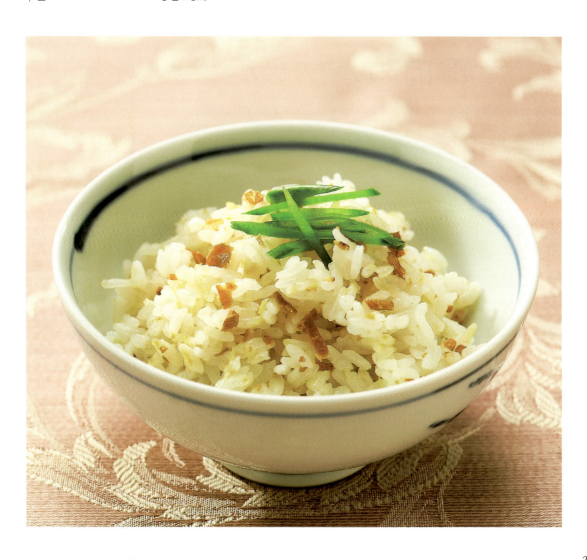

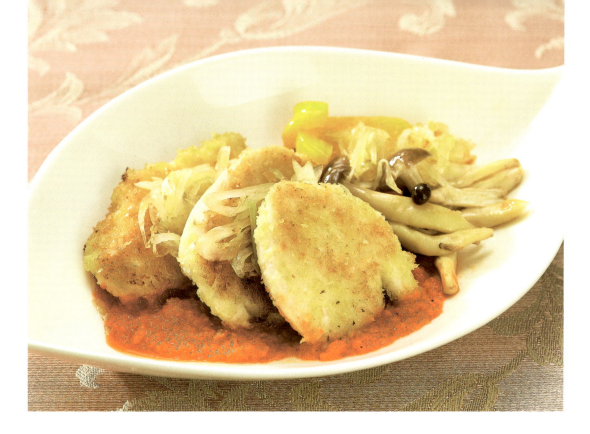

鶏肉のパプリカソースと
しめじソテー

鶏肉やしめじは脾の気を補い、エシャレット（薤白(がいはく)）は陽気の巡りを促進してくれる食薬です。脾は温めると働きが活発になるため、臓腑を温めるパプリカや黒胡椒を合わせることで、さらに働きが促されます。

材料

鶏むね肉（皮なし）	160g
しめじ	1/2パック
パプリカ（赤）	1/2個
パプリカ（黄）	1/4個
エシャレット	1/2束
米粉入りパン粉	適量
オリーブオイル	大さじ1と1/2
清酒	小さじ1
塩、黒胡椒	適量

A
オリーブオイル	小さじ1
塩	小さじ1/4
黒胡椒	少々

B
塩	小さじ1/6
清酒	大さじ1/2

作り方

1. パプリカソースを作る。パプリカ（赤）は半分に切って種を取り、グリルで皮が黒くなるまで焼いてから、冷水にとって皮をむく。水気を切り、粗く刻んだら**A**とともにミキサーにかける。

2. しめじは石づきを取り、ほぐしておく。パプリカ（黄）は縦半分に切ってから1cm幅に切る。エシャレットは縦半分に切って斜め薄切りにする。鶏むね肉は線維に直角になるように1cm幅に切り、断面を包丁で軽くたたいて塩、胡椒をふり、パン粉をまぶす。

3. フライパンにオリーブオイル大さじ1/2をひき、しめじ、パプリカ（黄）を中火で炒める。混ぜておいた**B**を加え、フライパンから取り出す。

4. 同じフライパンにオリーブオイル大さじ1を加え、鶏むね肉を弱～中火で色よく焼き、取り出す。エシャレットを軽く炒めて清酒をふり、塩、黒胡椒で味を調える。

5. 器に1のパプリカソース、鶏むね肉、エシャレットを順に盛り、3を添える。

ブロッコリーと
じゃがいものスープ

ブロッコリーやじゃがいもは気を補う気血、じゃがいもなどの芋類は気を滞らせやすい食薬でもあります。玉葱を加えて、気の巡りを促進しましょう。陽気を補う働きのある海老と、ねぎや生姜・酒を合わせた、陽気の上昇を促すレシピです。

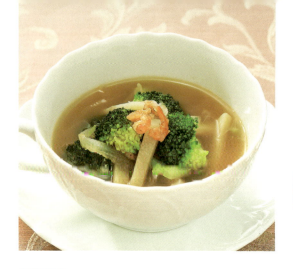

春の薬膳養生　立春

材料
- ブロッコリー……………………1/4個
- じゃがいも………………………1/2個
- 干し海老…………………………10g
- 玉葱………………………………1/8個
- ねぎ………………………………1/4本
- 生姜………………………………20g
- にんにく…………………………1かけ
- 紹興酒……………………………大さじ1
- ごま油……………………………大さじ1/2
- 醤油………………………………小さじ1/2
- 塩…………………………………小さじ1/4
- 黒胡椒……………………………少々

作り方
1. 干し海老はぬるま湯50mlで戻し、みじん切りにする。戻した水はとっておく。
2. ブロッコリーは小房に分け、食べやすい大きさに切る。じゃがいもは5mmの拍子木切り、玉葱は5mmの厚さに切る。ねぎ、生姜、にんにくはみじん切りにしておく。
3. 鍋にごま油、ねぎ、生姜、にんにく、干し海老を入れて弱火にかけ、香りがたってきたら玉葱を加え炒める。
4. 3に紹興酒、干し海老を戻した水、じゃがいも、水400mlを加える。中弱火にかけ、沸騰したらブロッコリーを加える。火が通ったら醤油、塩、黒胡椒で味を調える。

豆苗と茗荷と
大葉の和えもの

豆苗は気の巡りを促し、辛味・温性の茗荷や大葉は陽気の上昇を助けながら気の巡りも整えてくれる食薬。肝の気の巡りを整えることで、精神や情緒が安定し肝の働きも活性化します。

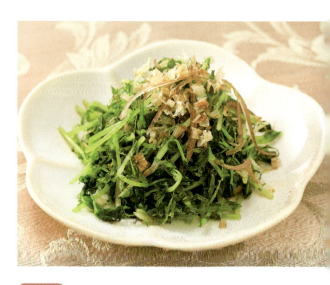

材料
- 豆苗………………………………1パック
- 茗荷………………………………2個
- 大葉………………………………10枚
- かつお節（削り節）……………2g
- 醤油………………………………小さじ1と1/2

作り方
1. 豆苗は根元を切り落とし、半分の長さに切る。さっと茹でて水気を絞り、醤油少々（分量外）をかけておく。
2. 茗荷は縦半分に切ってから斜め薄切りにする。大葉は千切りにする。
3. 再度豆苗の水気を絞り、2と醤油を加えて和える。
4. 3を器に盛り、かつお節をかける。

雨水(うすい)

立法：補血柔肝(ほけつじゅうかん)　益気養陰(えっきよういん)
（血を滋養し肝をやわらげ、身体に元気と潤いを与える）

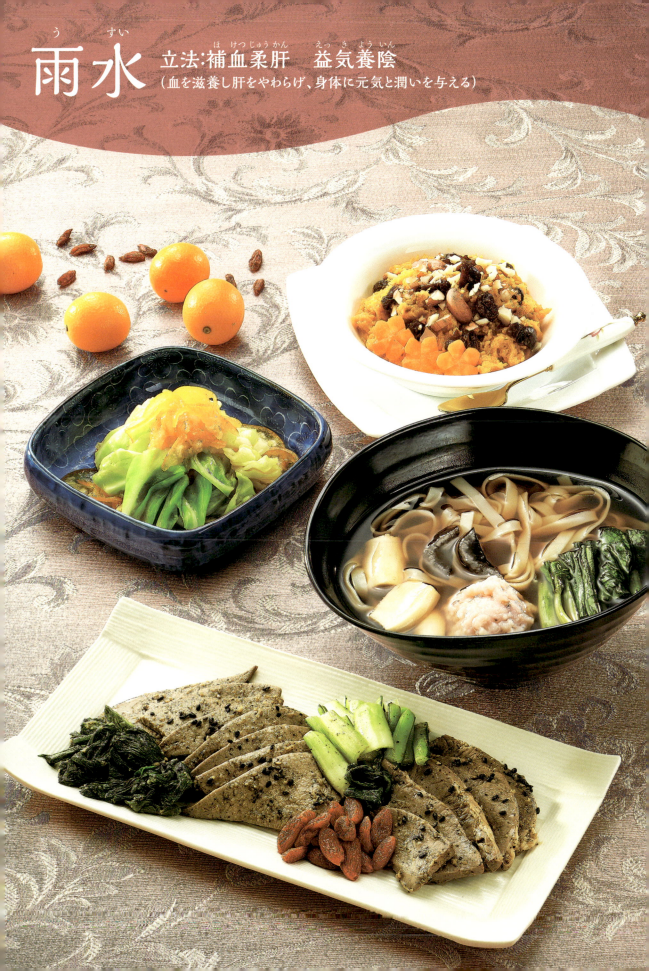

いか団子とほうれん草のフォー

春の薬膳養生／雨水

いかやほうれん草は肝に貯蔵している血を補います。ほうれん草は涼性なので、温性の生姜を加えて身体を冷やしすぎないようにしましょう。また、「気によって血が生じる」という考え方を応用し、気を補うフォー（米粉の平麺を乾燥させたもの）やエリンギを合わせています。

材料

フォー	50g
いか（胴とエンペラ部分）	80g
ほうれん草	1/2束
エリンギ	1本
生姜	10g
紹興酒	大さじ1/2

A
- 塩 …… ひとつまみ
- 卵白 …… 1/3個
- 片栗粉 …… 大さじ1

B
- オイスターソース …… 大さじ1
- ナンプラー …… 小さじ1/2
- 塩 …… 少々

作り方

1. フォーは水で戻す。ほうれん草は茹でて4cmの長さに切る。エリンギは半分の長さに切ってから薄切りにする。生姜は針のように細く切る。いかは皮つきのまま、ぶつ切りにする。
2. いかとAをフードプロセッサーにかける。すり身にしたら針生姜を混ぜる。
3. 鍋に水600mlを入れ火にかけ、沸騰したらスプーンで一口大の団子にした2と紹興酒を加える。火が通ったら取り出す。
4. 同じ鍋にフォー、エリンギを入れて煮る。Bを加え、スープの味を調える。
5. 4を器に盛り、団子とほうれん草を添える。

※フォーは袋の表示時間に合わせて調理します。
※いかの皮の部分が濃い紫色になり、半透明の身の色が白っぽくなってきたら、団子に火が通った目安です。

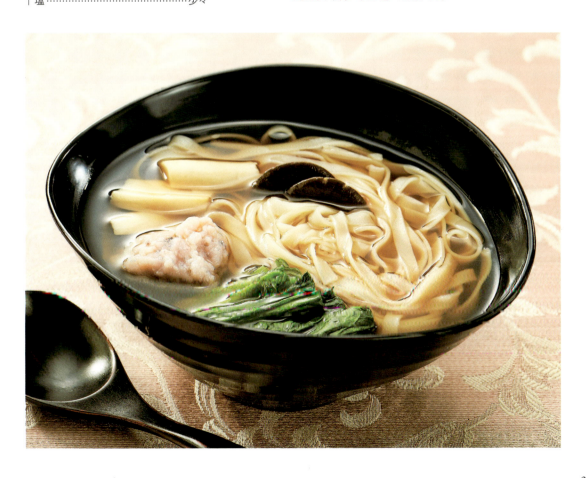

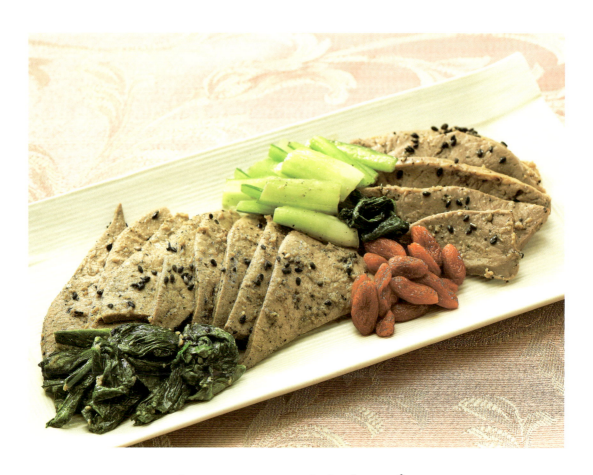

レバーとハツの黒胡麻ナムル

レバーやハツは身体を温めながら血を補います。胡麻は身体に潤いを与えますが、とくに血を補う働きがあるのが黒胡麻。小松菜や枸杞子は身体に潤いを与えることで血を養いますが、脾を傷めやすい食薬でもあるので、脾の気を整える生姜を少量加えています。

材料

豚レバー、豚ハツ	各80g
小松菜	1/4束
枸杞子	4g
生姜、にんにく	各10g
紹興酒	大さじ1
黒胡麻	小さじ1

A
  ごま油 …………………… 大さじ1
  醤油 ……………………… 大さじ1と1/2

作り方

1. 枸杞子は水で戻し、水気を切っておく。黒胡麻は煎って刻む。豚レバーと豚ハツは薄切りにする。
2. 生姜とにんにくはそれぞれすりおろし、Aと混ぜておく。
3. 鍋で小松菜を茹で、3cmの長さに切る。
4. 3の鍋に紹興酒を加え、豚レバーと豚ハツをしっかりと火が通るように茹でる。ザルにあげたらキッチンペーパーで水分を拭きとり、温かいうちに2と混ぜ、味をなじませておく。
5. 4の温度が室温程度に下がったら、小松菜、枸杞子、黒胡麻を加えて混ぜ合わせる。

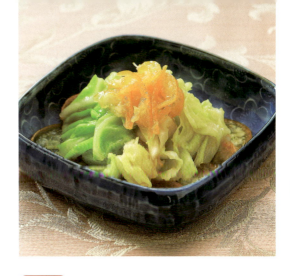

春の薬膳養生　雨水

キャベツと金柑の酢のもの

キャベツは脾の気を補い、金柑は気の巡りをよくして肝の働きを助けます。キャベツや金柑などの甘味の食材と、金柑や酢などの酸味の食薬を合わせることで身体を潤す働きが生じます。

材料
キャベツ	100g
金柑	4個
A	
酢	大さじ1と1/2
醤油	小さじ1
塩	小さじ1/8

作り方
1. キャベツは3～4cmのザク切りにし、蒸気の上がった蒸し器で2～3分ほど、強火で蒸す。金柑は1mmの厚さの輪切りにして種を取り除く。
2. Aを混ぜて、合わせ酢を作る。
3. 1と2を混ぜ合わせて器に盛る。

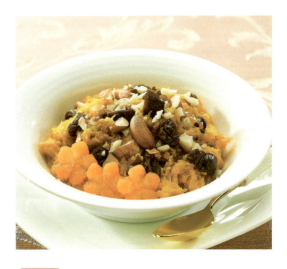

にんじんのデザート

にんじん・落花生・干しぶどうは血を養い、蜂蜜は気を補益する食薬。なつめは気も血も補い、牛乳は身体に潤いを与えてくれます。ただし、血や潤いを与える食薬が多いと脾を傷めやすいので、脾の働きを促進するカルダモンを少し加えましょう。できあがったら温かいうちにお召しあがりください。

材料
にんじん	150g
落花生	8g
干しぶどう	6g
なつめ	4個
牛乳	100ml
カルダモンパウダー	少々
オリーブオイル、蜂蜜	各大さじ1

作り方
1. なつめは水で戻し、茹でる。はじめは強火で、沸騰したら弱火にし、30分ほど柔らかくなるまで茹で、種を取り除いて粗く刻んでおく。
2. 干しぶどうはぬるま湯で戻し、水気を切る。にんじんはすりおろす。落花生は粗く刻んでおく。
3. フライパンにオリーブオイルをひき、弱・中火でにんじんを炒める。
4. にんじんの色が黄色くなったら牛乳を加える。焦げつかないように全体をときどきかき混ぜながら煮つめ、水分を飛ばす。
5. 火を止めて、蜂蜜とカルダモンパウダーを混ぜる。器に盛り、落花生、干しぶどう、なつめを飾る。

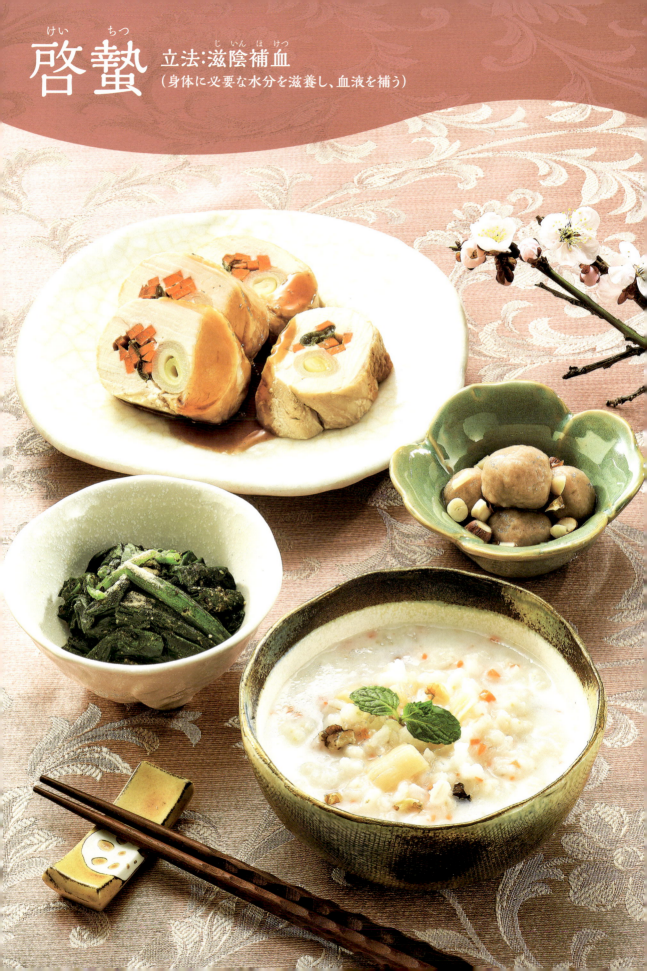

啓蟄
けいちつ

立法：滋陰補血
じいんほけつ
（身体に必要な水分を滋養し、血液を補う）

春の薬膳養生　啓蟄

ミルク粥

春は肝の動きが活発になり血を消耗しやすい季節。ミルク粥で気を補って、身体に必要な水分や血液を養い、臓腑の働きを整えましょう。消耗した血を養うために、陰を補う牛乳やほたてを使っています。脾にやさしい粥に仕立てました。

材料
- 粳米（うるちまい）……………… 1/4カップ
- もち麦 …………………………… 1/4カップ
- 牛乳 ……………………………… 200ml
- にんじん ………………………… 10g
- 乾燥ほたて貝柱、胡桃（くるみ）…… 各5g
- 白ごま油 ………………………… 小さじ1
- 塩 ………………………………… 小さじ1/2
- 薄荷（はっか）…………………… 適量

作り方
1. 乾燥ほたて貝柱は水で戻し、ほぐしておく。にんじんはみじん切りにする。粳米ともち麦は合わせて洗って、ザルにあげる。胡桃を刻んでおく。
2. 鍋に粳米、もち麦、ほたて貝柱を入れ、白ごま油と塩をまぶす。
3. 2に水800mlとにんじんを加え、中火にかける。
4. 粳米が柔らかくなったら牛乳を加え、温まったら火を止める。
5. 器に盛り、胡桃、薄荷を散らす。

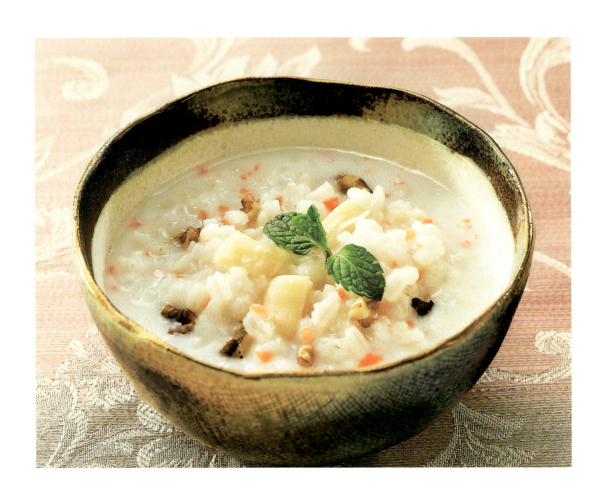

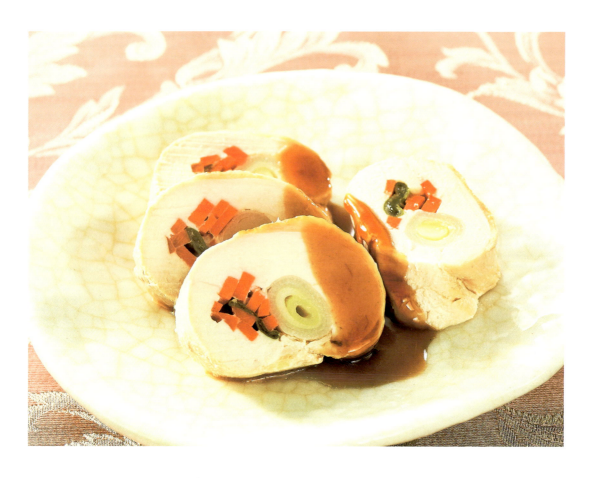

鶏肉のねぎ巻き

鶏肉は気を補い、身体を温める食材。ねぎは身体を温め、気の巡りをよくしてくれます。陽気の生長と発散を促すレシピに仕立てました。

材料

鶏むね肉	1枚
ねぎ	1本
にんじん	1/4本
生姜のしぼり汁	小さじ1

A
醤油、みりん	各大さじ1/2
清酒	大さじ1

作り方

1 鶏むね肉は、厚みが均一になるように開く。
2 ねぎは肉の幅に切り、にんじんは細切りにする。
3 ラップに1を広げ、ねぎとにんじんをのせて巻く。
4 表面を固めるためにレンジで軽く加熱して(600wで1分30秒〜2分ほど)、ラップを外す。巻き終わりを下にして鍋に入れる。
5 4の鍋に生姜のしぼり汁、A、水1カップを入れ、弱火にかける。水分が少なくなるまで加熱し、輪切りにする。鍋に残った汁をかける。

春の薬膳養生　啓蟄

ほうれん草の胡麻和え

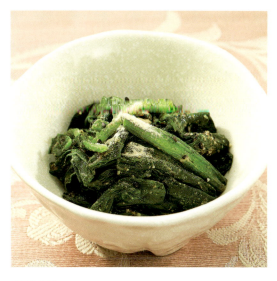

ほうれん草と黒胡麻で血を、薬用人参パウダーで気を補い、春の気血不足による不眠やイライラ、鬱状態解消を目指します。春の味である酸味は肝に入りやすいため、酢を使いましょう。酸味の抑える力を少し利用することで肝が上昇しすぎるのを防ぐ働きも期待できます。

材料

ほうれん草	1/2束
すり黒胡麻、きなこ	各大さじ1
吉林人参粉（きつりんにんじん）	1g
米酢	大さじ1
醤油、蜂蜜（はちみつ）	各大さじ1/2

作り方

1. ほうれん草は下茹でし、食べやすい大きさに切る。
2. ボウルでほうれん草以外の材料を混ぜる。
3. 2にほうれん草を加えて和える。

団子の落花生（らっかせい）かけ

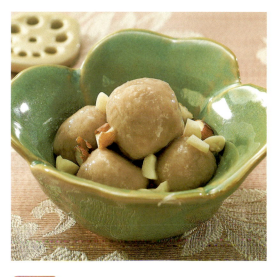

陰血を補う落花生や蓮粉と、陽気を補う米粉を合わせたレシピです。身体のなかの陰陽のバランスが取れるようにしました。

材料

米粉	50g
落花生	5g
蓮粉	大さじ1
練乳	大さじ1
牛乳	50ml

作り方

1. ポリ袋に米粉と蓮粉を入れてふり混ぜ、練乳と牛乳を加えてよくこねる。
2. 鍋に湯をたっぷり沸かし、沸騰したら1を食べやすい大きさの団子にして茹でる。団子が浮いてきたらさらに2〜3分間茹で、水にとる。
3. 落花生はフライパンで乾煎りし、刻んでおく。
4. 2を器に盛り、3の落花生を散らす。

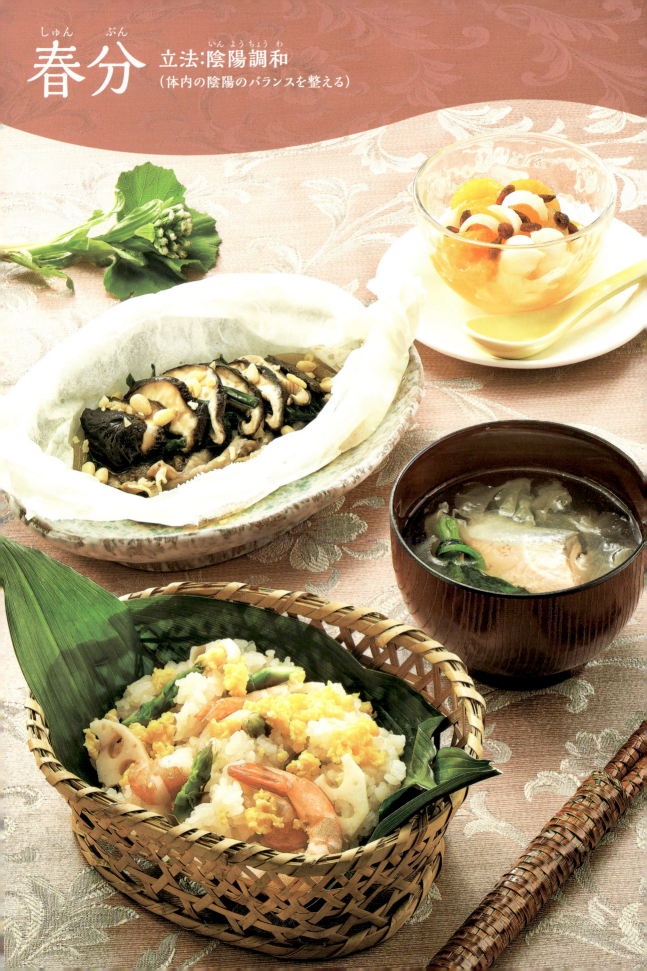

春分
立法：陰陽調和
（体内の陰陽のバランスを整える）

海老とアスパラガスのちらし寿司

太陽が真東から昇って真西に沈み、昼と夜の時間が等しくなる春分の頃。陰陽が転化する自然の動きに身体を合わせるため、陰と陽の両方を補う必要があります。陽を補う海老と陰を潤すアスパラガス・卵・牛乳、肝に入りやすい春の味の酸味と、脾を養う甘味を合わせたちらし寿司です。

春の薬膳養生 / 春分

材料

粳米（うるちまい）	1カップ
海老	50g
アスパラガス	2本
卵	1個
蓮根（れんこん）	10g
牛乳	小さじ1
塩	少々
A	
米酢	大さじ2
蜂蜜（はちみつ）	大さじ1
塩	小さじ1/2

作り方

1. 粳米は水を加減して炊いておく。
2. 海老の殻をむいて背わたを取る。アスパラガスは根元の固い部分を取り、蓮根は皮をむいて食べやすい大きさに切る。
3. 鍋に2と水50mlを入れて中火にかけ、3分ほど蒸し煮にする。
4. 卵に牛乳、塩を混ぜ、フライパンでそぼろ状に炒める。
5. Aを混ぜて、合わせ酢を作る。
6. 合わせ酢をさっと加熱して、炊きあがった1に切るように混ぜ、すし飯を作る。
7. 6のすし飯を器に盛り、3、4をのせる。

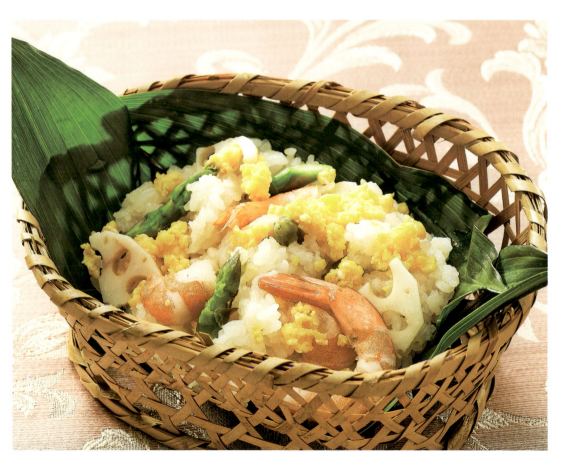

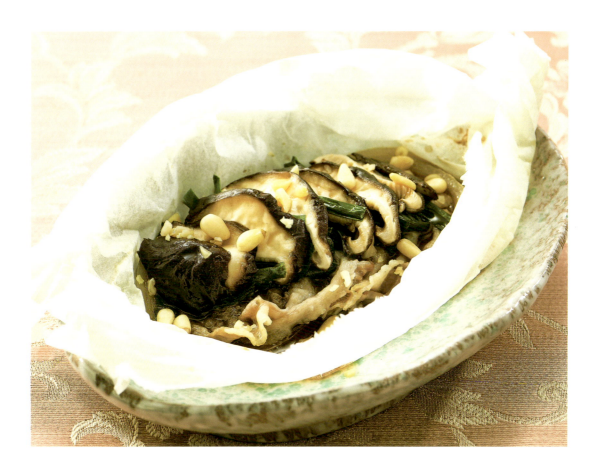

猪肉とにらの重ね蒸し

猪肉は陰を保つために体内に必要な水分を補う働きがあります。にらは陽を生み出すことから「起陽草（きようそう）」ともよばれており、どちらも春に食べたい食材。身体を温めてくれるにらと玉葱を合わせています。

材料

猪ロース薄切り肉	80g
玉葱	1/2個
にら	1/2束
椎茸	2枚
松の実	2g

A
- 醤油 ……………… 小さじ1
- ダイダイのしぼり汁 ……… 小さじ1

作り方

1. 玉葱は薄切り、にらは3cmほどの長さ、椎茸は食べやすい大きさに切る。松の実は細かく刻む。
2. クッキングシートに玉葱を敷き、猪肉、椎茸、にらを順に重ね、松の実を上から散らして包む。
3. フライパンに2と水50ml入れ、蓋をして中火にかける。
4. 10分ほど加熱し、野菜がしんなりしたら火を止める。
5. Aを混ぜ、ぽん酢を作る。
6. 4を器にとり、5をかける。

※猪肉がない場合は豚ロース薄切り肉で、ダイダイがない場合はみかんや金柑などほかの柑橘類で代用可能です。

春の薬膳養生 春分

鮭と銀耳の吸いもの

身体を温める鮭を使った吸いものです。銀耳で陰を補うことで、陰陽のバランスを保つレシピに。

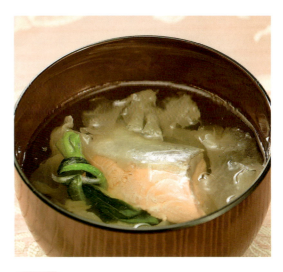

材料

鮭	40g
銀耳	3g
小松菜	1枚
A 塩、醤油	各少々
生姜のしぼり汁	小さじ1/4

作り方

1. 銀耳を水で戻す。石づきを取って食べやすい大きさに切る。
2. 小松菜は縦に細切りし、結んでおく。
3. 鍋に1と一口大に切った鮭、水300mlを入れて、火にかけ沸騰したらAで味を調える。
4. 3に小松菜を加え、小松菜の色が変わったら火を止める。

百合根とみかんのデザート

春は自然界のすべてが伸びやかに生長する季節。「天人相応」に体内の気をのびやかにしてくれる、香りのよいみかんを使いましょう。精神不安を取り除いてくれる百合根を合わせ、目にも彩りよくリラックスできる組み合わせとしています。

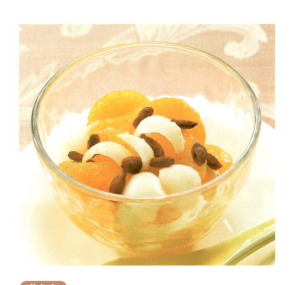

材料

百合根	1個
みかん	1個
枸杞子	5g
蜂蜜	大さじ1

作り方

1. 枸杞子は蜂蜜に10分ほど漬けておく。
2. みかんの半量はしぼり、半量は薄皮をむいておく。
3. 百合根は変色したところを取り、1枚ずつ剥がして洗う。鍋に百合根と水50mlを入れ、中火で蒸し煮にし、百合根が柔らかくなったらみかんのしぼり汁を加えてさっと煮る。
4. 器に3と残りのみかんを盛り、1をかける。

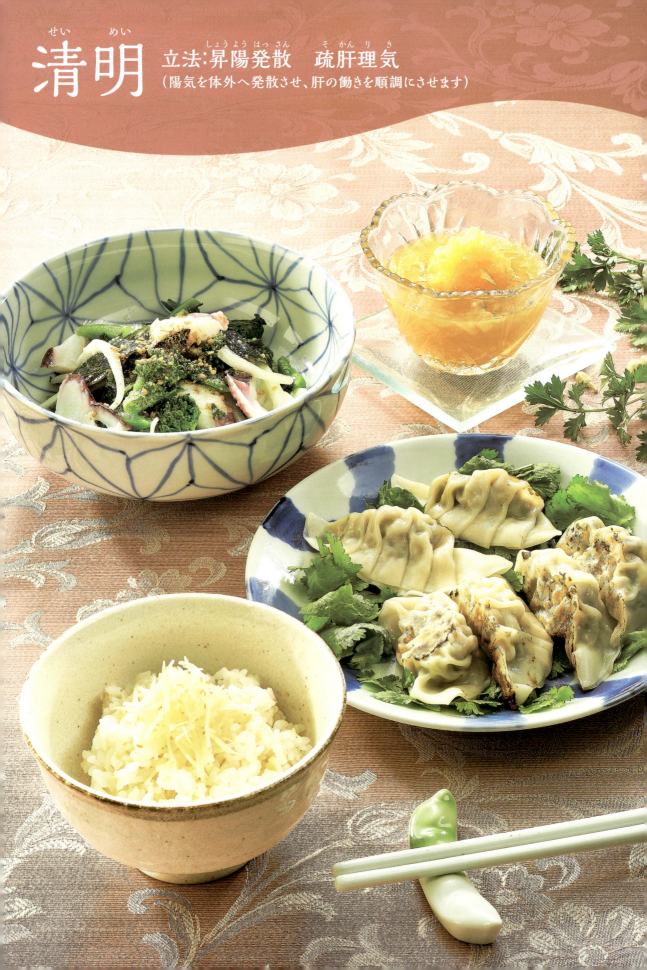

清明
せいめい

立法:昇陽発散　疏肝理気
　　しょうようはっさん　そかんりき
（陽気を体外へ発散させ、肝の働きを順調にさせます）

新生姜の炊き込みごはん

春の薬膳養生　清明

新生姜の爽やかな香りと辛みが体内の陽気を発散し食欲を促します。気を補い脾の働きを助ける粳米に、老廃物を出す働きのある昆布を加えたごはんです。

材料
- 新生姜 …………………………… 30g
- 粳米（うるちまい） ……………………………… 1カップ
- 昆布 ……………………………… 5cm角2枚
- 醤油 ……………………………… 小さじ1
- 塩 ………………………………… 2g
- 清酒 ……………………………… 50ml

作り方
1. 粳米は洗ってザルにあげる。昆布はハサミで切り込みを入れる。
2. 新生姜はみじん切りにしておく。
3. 炊飯器に粳米、昆布、醤油、塩、水1.1カップと清酒を合わせた炊き水を入れ、60分ほど浸す。
4. 炊飯直前に新生姜を加えて、米を炊く。

※炊き水は、米1カップ分に対して水1.1カップと清酒50mlの割合です。

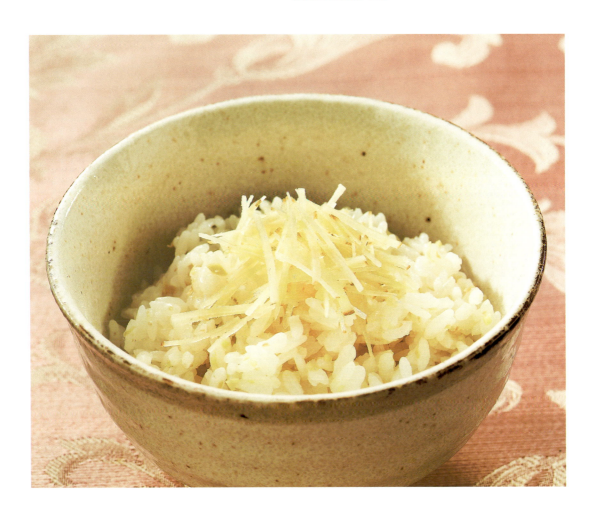

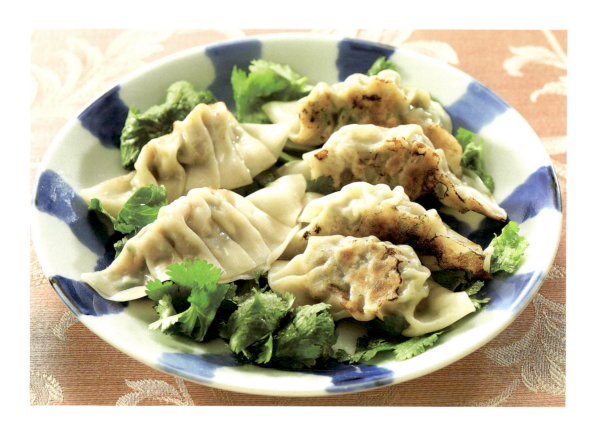

パクチー餃子

春は陽気が上昇しますが、そのためにのぼせやめまいといった症状が起こりやすくなります。このレシピでは辛味・温性の香菜（パクチー）・ねぎ・生姜（しょうが）の香りが気を上昇させ、滋陰の豚肉や清熱の白菜が熱を抑えることで、身体に潤いを与え陰陽のバランスを整えます。

材料

- 香菜 ………………………………… 30g
- 豚ひき肉 …………………………… 100g
- ねぎ ………………………………… 15g
- 生姜 ………………………………… 4g
- 白菜 ………………………………… 200g
- 餃子の皮 …………………………… 20枚
- サラダ油 …………………………… 大さじ1
- ごま油 ……………………………… 小さじ1
- 塩 …………………………………… 小さじ1/2

A
- 砂糖 ……………………………… 小さじ1/2
- 日本酒、オイスターソース、醤油、ごま油 ……………………… 各小さじ1
- 黒胡椒 …………………………… 少々

作り方

1. 野菜の準備をする。香菜（根の部分まで）、ねぎ、生姜をみじん切りにする。白菜はさっと茹でてみじん切りにし、固くしぼって水切りをする。
2. 豚ひき肉に塩を加える。粘りが出るまでよく混ぜ、Aで下味をつける。
3. 2に1の野菜をすべて加え、混ぜ合わせて冷蔵庫でねかせる。
4. 30分ほどねかせたら、餃子の皮で包む。
5. 熱したフライパンにサラダ油をひき、4の餃子を並べて中火で焼く。少し焦げ目がついたら水200ml（1カップ強）を加えて蓋をし、蒸し焼きにする。
6. 水分がなくなったらごま油を加えてフライパン全体にまわし、器に盛りつける。

※下味がついているのでこのままでも食べられます。好みで酢、黒胡椒をつけて食べてもよいでしょう。

いかと菜の花のサラダ

血液を補ういか、血行を促し瘀血を取り除く菜の花、溜まった老廃物を取り除くわかめ、気の巡りをよくする新玉葱を使ったサラダです。

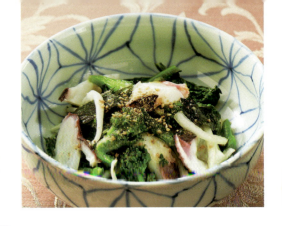

春の薬膳養生

清明

材料

いか	60g
菜の花	80g
新玉葱	50g
生わかめ	40g
清酒	小さじ2
塩	ひとつまみ

A
ごま油	大さじ3
酢	大さじ2
味噌（こし味噌）	小さじ1
練り辛子	小さじ1/2
すり白胡麻	4g

作り方

1. 生わかめにさっと熱湯をかける。
2. 鍋に湯を沸かし、塩（分量外）を入れ、菜の花を色よく茹でる。余熱で柔らかくなるので、少し早めに茹で上げる。ザルにあげ水切りしたら、醤油（分量外）を数滴たらし、まぶしておく。食べやすい大きさに切る。
3. 新玉葱は薄切りしておく。いかは食べやすい大きさに切る。
4. 鍋にいかを入れ、清酒、塩をパラパラとふり、中火で炒り煮する。
5. Aの調味料をごま油から順に混ぜてドレッシングを作り、最後にすり胡麻を加える。1〜4を器に盛り、ドレッシングをかける。

※生わかめがない場合は、乾燥わかめ（3g）で代用可能です。その場合、水で戻しておきます。いかは下処理を済ませた刺身用または生食用を使ってください。

ジャスミンティーと甘夏の寒天ゼリー

ジャスミンや甘夏は肝気の巡りをよくすることで精神・情緒を安定させ、気滞や気鬱になることを予防、脾胃の働きを助けてくれます。ジャスミンはリラックス効果も期待できる食薬。血流を促し上気した気を降ろす働きのある甜菜糖も加えましょう。

材料

ジャスミンティー（ティーバッグ）	1袋
甘夏	1個
甜菜糖	大さじ2
粉寒天	2g

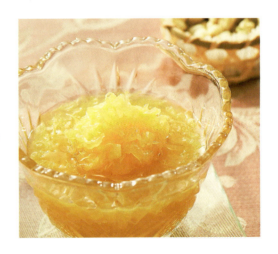

作り方

1. 甘夏は、外側の皮、薄皮をむいて果肉を取り出す。果肉をボウルに入れ、手でもみ、果肉を残しつつジュースを作る。
2. 鍋に水150mlを沸かし、濃いめのジャスミンティーを作り、冷ましておく。
3. 2の鍋に粉寒天を加えて中火で煮溶かし、溶けたら甜菜糖を加えてさらに煮溶かす。
4. 3の鍋に1の甘夏ジュースを加えて煮る。ふつふつとしてきたら火を弱め、さらに2〜3分間煮る。火を止めたら、鍋ごと氷水につけ粗熱を取る（氷水は大きめのボウルに用意しておく）。
5. 4のなかの果肉を半分ほど別に取り分け、残りを内側を水で濡らしておいた器に注ぎ入れる。分けておいた果肉を上にのせ、冷蔵庫で30分ほど冷やし固める。

※甘夏のジュースを作るとき、とくに薄皮はていねいに、すべて取り除くようにむいてください。しぼりすぎると苦味が出てくるので注意しましょう。

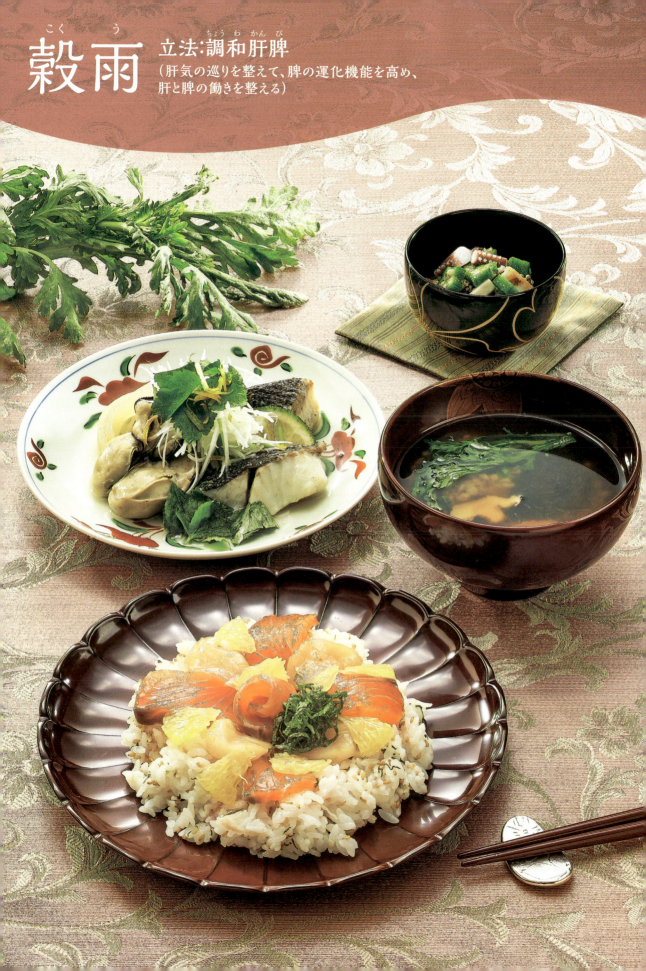

穀雨
立法：調和肝脾
（肝気の巡りを整えて、脾の運化機能を高め、肝と脾の働きを整える）

甘夏風味のお寿司

春の薬膳養生

穀雨

甘夏・大葉で気の巡りをよくして脾胃の働きを調節し、粳米（うるちまい）で弱った脾と胃の働きを補います。生姜（しょうが）・サーモンは脾胃を温め整えます。ほたてで肝を滋養することで働きをよくし、脾胃の働きを整えて食欲を増進するお寿司です。

材料

- 粳米……………………………1カップ
- 甘夏………………………………1/2個
- ほたて貝柱（刺身用）……………4個
- サーモン（刺身用）……………50g
- 新生姜………………………………1かけ
- 大葉…………………………………5枚
- 茗荷（みょうが）……………………1個
- 白胡麻………………………大さじ1/2
- すし酢………………………大さじ1/2

A
- 清酒、みりん………………各大さじ1/2
- だし醤油………………………大さじ1
- ごま油、ゆず胡椒………各小さじ1/2

作り方

1. 粳米を固めに炊いておく。
2. 甘夏は飾り用を分けておき、大さじ2の果汁をしぼる。残した果肉は小房に分け、薄皮をむいておく。
3. すし酢と2のしぼり汁を炊きあがったごはんに混ぜ、すし飯を作る。
4. Aで漬け汁を作る。清酒、みりん、だし醤油を混ぜる。ひと煮立ちさせ冷ましたあと、ごま油、ゆず胡椒を加えてよく混ぜ合わせる。
5. 4の漬け汁に、半分の厚さに切ったほたて貝柱、薄切りにしたサーモンを30分ほど漬けておく。
6. 3のすし飯に、白胡麻と千切りにした新生姜、大葉（2/3の量）、茗荷を加えて混ぜ合わせる。
7. すし飯を器に盛り、5のほたて貝柱、サーモン、残りの甘夏の果肉、大葉をのせる。

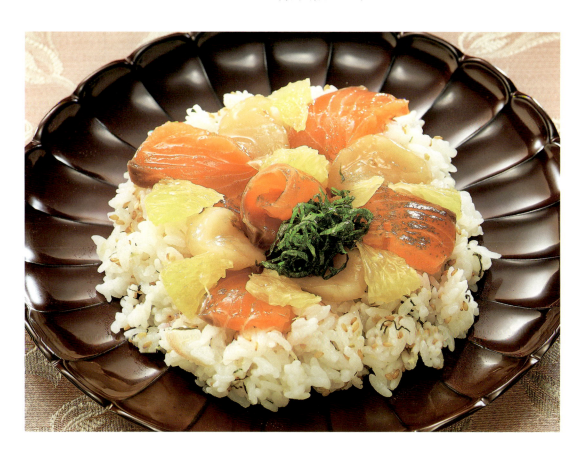

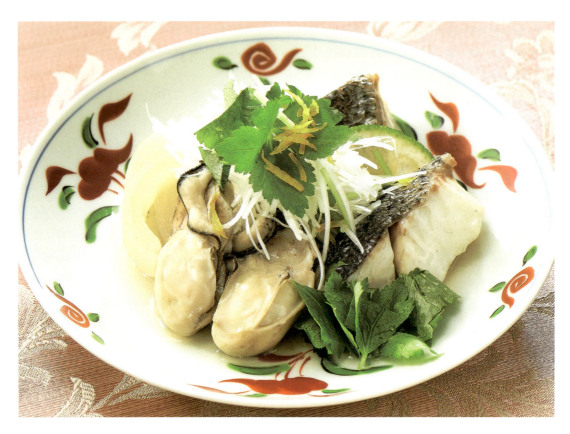

鱸と牡蠣と玉葱の香り蒸し
(すずき)(かき)

弱った脾の働きを補う鱸を使ったレシピです。玉葱・ゆずは気の巡りを改善し、胃の働きを調和して消化を促進。牡蠣は身体に必要な水分・血を補い、肝を滋養する働きを持っています。

材料

鱸	120g
牡蠣	4個
玉葱	1/2個
三つ葉	少々
ゆず	少々(皮と果汁)
ねぎ	5cm
昆布	5cm角
かつお節	5g
塩	小さじ1/2
清酒	大さじ1

作り方

1. 水200mlで昆布とかつお節のだし汁を取る。
2. 鱸と牡蠣は塩をふり、清酒をまぶしておく。
3. 耐熱容器に1の昆布を敷き、その上に5mmほどの薄切りにした玉葱、2の鱸、牡蠣をのせる。1のだし汁100mlをかけ、蒸気の上がった蒸し器で10分ほど、中火で蒸す。
4. 三つ葉は2cmほどの長さに切る。ゆずは1cm角の皮を千切りにし、果汁は大さじ1/2をしぼっておく。ねぎは白髪ねぎにする。
5. 蒸しあがった3にゆず果汁を回しかけ、三つ葉、白髪ねぎ、ゆず皮を散らす。

※だしを取るとき、100mlで作ると液量が少なく、液面がなべ底に近くなって取りにくいため、最低でも200ml作ることをおすすめします。このレシピで使うだしは100mlですので、残りはほかの料理に使ってください。

春の薬膳養生

穀雨

いかとオクラのおかか和え

いかは肝血を補い、肝を潤します。消化を促し、脾胃の働きを高めるオクラと和えましょう。

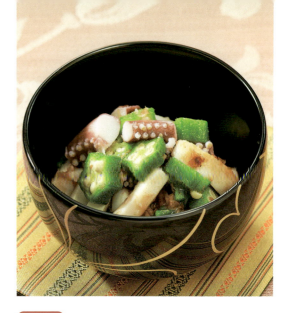

材料
- いか（下処理を済ませたもの） …… 100g
- オクラ ……………………………… 4本
- かつお節 …………………………… 3g
- だし醤油 ………………………… 小さじ1
- 塩 ……………………………………… 少々

作り方
1. いかはわたと皮を取りさっと茹で、細切りにする。
2. オクラは塩で板擦りをして茹で、輪切りにする。
3. かつお節とだし醤油を混ぜ合わせ、1と2を加えて和える。

春菊と蕎麦の実と椎茸のおすまし

春菊で胃の気を順調に。蕎麦の実で胃腸に溜まった飲食物の消化を促進し、食欲を促すレシピです。胃の働きを補益する椎茸も使います。

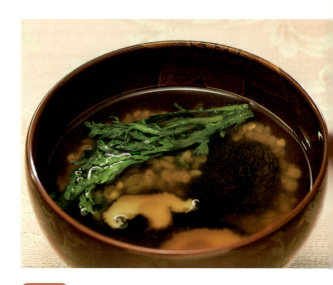

材料
- 春菊 ………………………………… 50g
- 茹でた蕎麦の実 ………………… 大さじ2
- 椎茸 ………………………………… 2枚
- 昆布 ……………………………… 5cm角2枚
- かつお節 …………………………… 10g
- 醤油、清酒 ……………………… 各小さじ1/2
- 塩 ………………………………… ひとつまみ

作り方
1. 春菊は3cmほどの長さに切る。
2. 椎茸はグリルで焼き、半分にそぎ切りにする。
3. 水400mlで昆布とかつお節のだし汁を取る。
4. 3のだし汁に醤油、清酒、塩を加え、味を調える。
5. 春菊、蕎麦の実、焼き椎茸を加えて、ひと煮立ちさせる。

※蕎麦の実はまとめて茹でて、冷凍しておくと便利です。蕎麦の実50gに対して、水100mlで10〜15分ほど、柔らかくなるまで弱〜中火で茹でてください。

51

Column_02

五化・五行・六気・六淫・五臓

五化：1年のなかにある自然界の万物の変化のこと

五行：中医学では、この5つの物質の運動と変化によって自然界と人体の
　　　すべての物事を説明しようとします

六気：自然界に存在する気候の変化のこと

六淫：自然界に存在する病気を引き起こす原因

五臓：肝・心・脾・肺・腎の5つの臓のこと。

季節	五化	五行	六気	六淫	五臓
春	誕生	木	東風・東南風	風邪・寒邪	肝
夏	成長	火	南風・西南風	暑邪・火邪・風邪	心
長夏	変化	土	南風・西南風	湿邪・暑邪・燥邪・風邪	脾
秋	収斂	金	西風・北西風	燥邪・風邪	肺
冬	貯蔵	水	北風・東北風	寒邪・燥邪・風邪	腎

本書では日本の気候に合わせて梅雨の解説・レシピを掲載していますが、
本来の中医学では長夏を考えます。表は中医学に沿った考え方です。

| 第 | 7 | 章 |

梅雨の薬膳レシピ

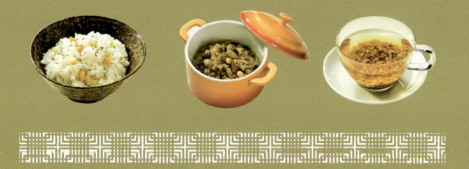

第7章 梅雨の薬膳レシピ

◆ 梅雨と身体

陰陽	特徴	五化	五行	六気	六淫	五臓
陰陽偏勝偏衰	生養・変化	変化	土	南風・西南風	湿邪・暑邪・燥邪・風邪	脾

　梅雨は雨がよく降るため、湿度が高くなり乾燥がやわらぎますが、湿邪が旺盛になる時期でもあります。湿邪の影響で身体は重たくなり、食欲が落ちたり、皮膚病が悪化したり、胃腸に不調がでるなどの症状が出やすくなります。

　五臓のうち湿と関わる脾は、運化を司る働きにより身体に必要な水穀精微を作り、気と血の源に。また、体内の余分な水を運ぶことで水分代謝にも関係しています。脾は暖かい環境のなかで脾気がスムーズに働く臓。湿邪が陰邪として脾の気機を妨げ、脾の働きが低下すると、水が体内に停留して食欲減退、腹部の張り、むくみ、下痢などの内湿の症状が現れることもあります。ちなみに、自然界に存在する湿邪を外湿といい、体内に生じる湿邪を内湿といいます。

　脾には「喜燥悪湿」という特徴もあります。雨が多い季節には、外湿が強くなり、脾の働きに影響を与えます。そのため取り入れたいのが益気健脾の食薬。行気・利湿の食薬もよく使われます。

◆ 薬膳処方

①温性で甘味の食薬がおすすめです

　湿邪は陰邪として脾の気機を妨げるため、温性で甘味の、益気健脾作用のある食薬を使うことで脾の働きを促進させましょう。甘味の食薬はこの作用があるのでよく使います（砂糖を加えるということではなく、食薬が持っている自然の甘味を利用します）。

　なお、甘味を摂りすぎても脾の働きは阻害されてしまうので、注意が必要です。

②平性で淡味の食薬がおすすめです

　平性・淡味の食薬は健脾利尿作用があります。利尿によって水の排泄が促進され、弱くなった脾の運化作用を助けます。

③苦味の使い方に注意しましょう

　苦味の食薬には湿を乾燥させる働きがあります。胃腸に停留した水を乾燥させることで脾の運化を助けます。寒湿の場合は温性の食薬と、湿熱の場合は涼性の食薬と組み合わせて用います。

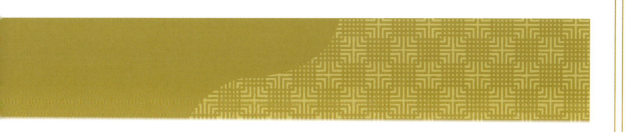

④理気類と滲湿利尿類の食薬を組み合わせて摂りましょう

　理気類は気の巡りによって湿を運び、乾燥させます。滲湿利尿類で利尿作用によって溜まっている湿を排泄させるために、理気類と滲湿利尿類の食薬を合わせて摂ります。

⑤芳香類の食薬がおすすめです

　芳香性のある食薬には、温性で、気の巡りをよくして食欲を誘い、湿を取り除く働きがあります。そのため、雨の季節によく使います。

⑥涼性・寒性の食薬や冷たい食べもの・生もの・甘いものは控えましょう

　これらは脾を傷め湿を増すので、梅雨の時期はできるだけ避けたほうがよいでしょう。

◆ 梅雨によく用いる食薬一覧

分類	効能	食薬
補気 (ほき)	脾気を補益	【食材】粳米・糯米・じゃがいも・さつまいも・椎茸・栗・鶏肉・牛肉 【中薬】黄耆・白朮・朝鮮人参・党参・扁豆・山薬・なつめ
理気 (りき) その他	気を巡らせ湿を取り除く	【食材】蕎麦・グリーンピース・玉葱・大葉・ジャスミン・らっきょう(薤白)・みかん・生姜※・ねぎ※・紫蘇※・にんにく※ 【中薬】陳皮・枳殻・大腹皮・玫瑰花
祛湿 (きょしつ)	辛温・芳香によって湿を取り除く	【食材】ねぎ・生姜・大葉・香菜・茗荷・三つ葉 【中薬】香薷・藿香・佩蘭・白豆蔲・砂仁・草豆蔲・菖蒲・八角茴香・小茴香
利水滲湿 (りすいしんしつ)	利尿によって湿を取り除く	【食材】はと麦・あずき・大豆・黒豆・冬瓜・ひょうたん・とうもろこし・金針菜・鯉・鮒・鱧 【中薬】車前子・冬瓜皮・茯苓・玉米鬚・金銭草・地膚子・海金砂

※生姜・ねぎ・紫蘇は解表類。にんにくは特定の分類がない。

55

梅雨(つゆ)

立法：健脾理気利湿(けんぴりきりしつ)
(脾を元気に働かせて気の巡りを促し、梅雨の湿気を取り除く)

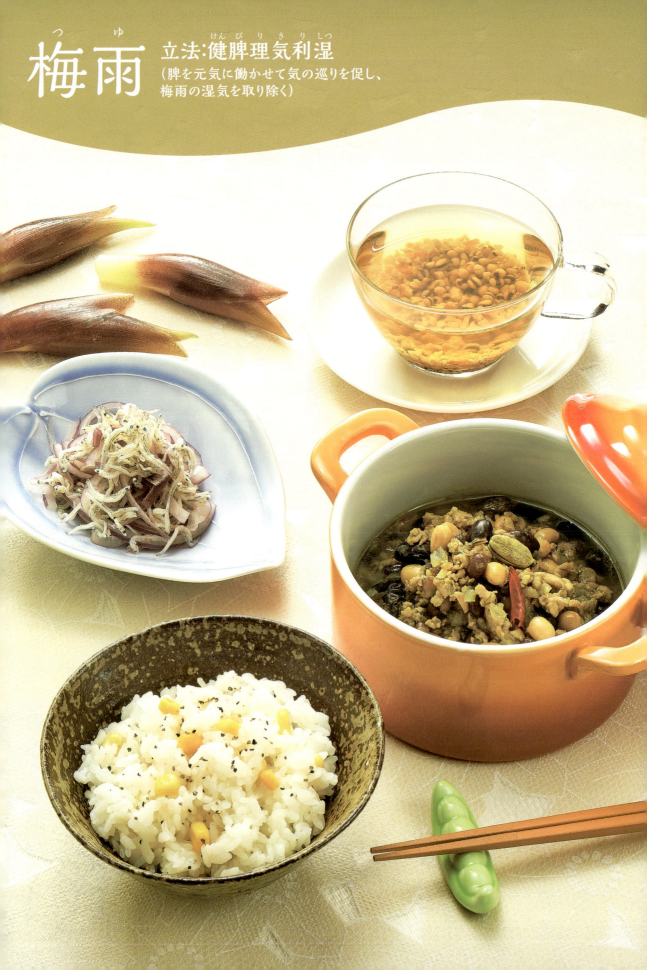

とうもろこしと黒胡椒ごはん

とうもろこしは排尿を助け、身体に停滞した湿気を取る働きがあります。身体を温めも冷やしもしない平性の性質を持つため、体質を問わず使うことが可能な食薬です。黒胡椒には臓腑を温める働きが。雨と湿気で冷えやすい脾を健やかに保つことができます。

材料
粳米（うるちまい）……………………1カップ
とうもろこし……………………1/2本
あらびき黒胡椒……………小さじ1/2弱

作り方
1. 粳米は洗ってザルにあげる。とうもろこしは皮とひげを取り除く。
2. 炊飯器に粳米、黒胡椒、水1カップを入れて軽く混ぜる。とうもろこしをのせて炊く。
3. 炊きあがったらとうもろこしの粒を芯からはずし、ごはんに混ぜ込む。

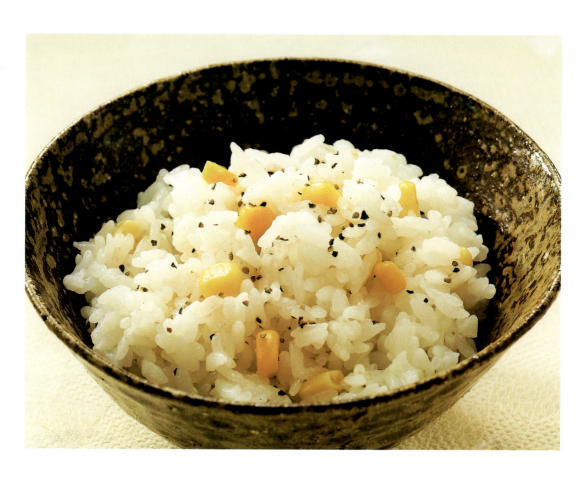

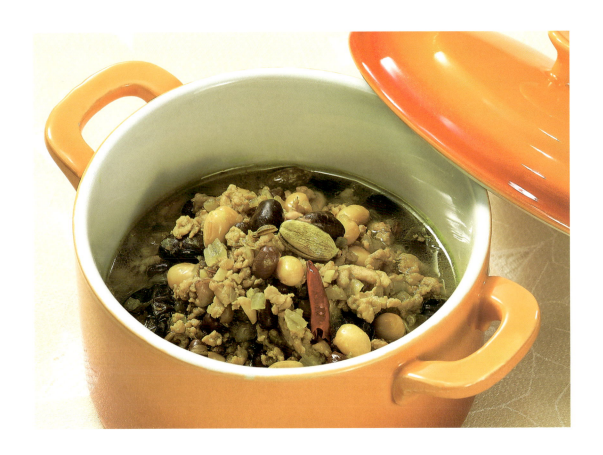

鶏肉と豆のカレー

　脾を元気にしてくれる鶏肉に、余分な湿気を取り除く豆類、臓腑を温めるフェンネル(小茴香)、カルダモンなどのスパイスを合わせています。補気・利湿・温裏の3つの作用で、湿邪の影響をうけやすい脾胃を助けるカレーです。玉葱・唐辛子や生姜などの辛味にも、湿気を発散させる働きが期待できます。

材料

鶏ひき肉	150g
大豆、黒豆、小豆(茹でたもの)	各20g
生姜	1かけ
玉葱	1/2個
フェンネルシード	小さじ1/2
カルダモン	3〜4粒
ターメリックパウダー	小さじ1/2
黒砂糖	小さじ1/2弱
唐辛子粉	少々
塩	小さじ1/2
醤油	小さじ1
サラダ油	小さじ1

作り方

1. 生姜、玉葱は皮をむいてみじん切りにする。
2. フライパンにサラダ油をひき火にかけ、弱めの中火で玉葱を炒める。玉葱が透きとおったら、生姜、フェンネルシード、カルダモン、ターメリックパウダー、唐辛子粉を加えて軽く炒め、鶏ひき肉を加えてさらに炒め合わせる。
3. 鶏ひき肉の色が変わったら、豆類、黒砂糖、醤油、水300mlを加えて弱火で10〜15分間煮込み、塩で味を調える。

紫玉葱と
じゃこのサラダ

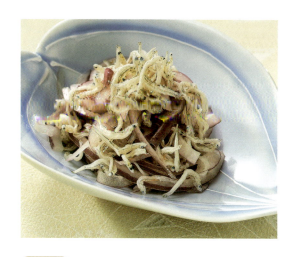

ちりめんじゃこ（鰯の稚魚）は気を補う食材。気の巡りを整える玉葱と合わせることにより、「補う」「巡らす」の2つの働きで、弱りがちな消化機能の働きを順調に整えることができます。

材料

紫玉葱（小）	1個
ちりめんじゃこ	20g

A
- 酢、白ごま油 ………… 各大さじ1
- 塩 ………………………… 小さじ1/2
- 醤油、砂糖 ……………………… 少々

作り方

1. 紫玉葱は皮をむき、芯を取って繊維に対して直角に薄切りする。
2. Aを混ぜてドレッシングを作る。
3. ボウルに1、2、ちりめんじゃこを入れて和える。

焙じはと麦と
陳皮のお茶

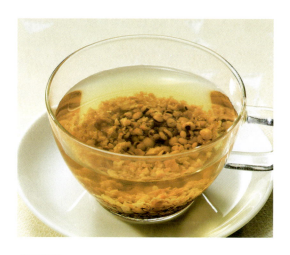

はと麦は身体に停滞した水分の排泄を促します。身体を冷やす性質があるため、温かいお茶にして飲むのがポイント。気の巡りをよくして脾胃の働きを助ける陳皮を加えることで、湿気によって弱りがちな脾胃を健康に保つことができます。

材料

焙じはと麦	大さじ1
陳皮	3g

作り方

1. 鍋に湯500mlを沸かす。
2. 沸騰したら焙じはと麦と陳皮を入れ、5分ほど煎じる。

梅雨の薬膳養生

梅雨

Column_03

性味（五気六味）の作用

食薬はすべて、それぞれの性質（五気）・味（六味）を持っていて、
その性味によって効能を得ることができます。
性味と効能を理解することで、食薬を正しく使用することができます。

五気の作用

五気	効能	応用
寒性	清熱瀉火、涼血解毒、滋陰除蒸、瀉熱通便、清熱利尿、清化熱痰、	食欲旺盛・多汗・便秘などの陽盛体質の改善 発熱・顔の赤み・のどの渇きなどの熱証治療
涼性	清心開竅、涼肝熄風 →身体の熱を取る、解毒、通便、利尿、痰の症状をよくするなど	微熱・のぼせ・ほてり・不眠などの陰虚体質の改善 高熱からの回復期の微熱の治療
平性	陰陽のバランスを調和する	はっきりした性質を持っていないため、ほかの食薬と組み合わせやすい。ほかの食薬の作用を緩和
温性	温裏散寒、暖肝散結、補火助陽、温陽利水、温経通絡、引火帰元、回陽救逆	疲れやすい・食欲がない・冷え性などの気虚・陽虚体質の改善 寒気・発熱、頭痛・身体疼痛・冷えなどの寒証の治療
熱性	→身体を温める、痛み止め、気血循環をよくするなど	月経痛などの陽虚体質の改善 冷え・下痢・痛みなどの寒盛の症状の改善

六味の作用

六味	味・特徴	作用
酸	酸っぱい味や渋い味	収斂、固渋 多汗・下痢・頻尿を改善
苦	苦い味	清熱、通便、解毒、燥湿 発熱・便秘・胃もたれの改善・食欲増進
甘	甘い味	補益、和中、緩急 疲れ・虚弱の改善、痛みの緩和
辛	辛い味	発散、行気活血、滋養 冷えの改善、気鬱・痛みの緩和
鹹	塩辛い味	軟堅、散結、瀉下 血虚・便秘の改善、利尿・固まりの緩和
淡	味ははっきりしない	滲湿、健脾、開竅 小便不利・むくみ・下痢・腹部のつかえの緩和

このほかに、玫瑰花、ジャスミンのような芳香性がある食薬もあります。
精神を安定させ、湿を取り除き、気の巡りを促進し、詰まる症状を開通する作用があります。

|第|8|章|

夏の薬膳レシピ

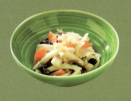 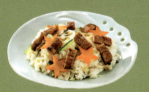 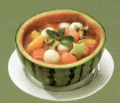

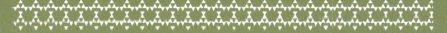

第8章	夏の薬膳レシピ

◆ 夏と身体

陰陽	特徴	五化	五行	六気	六淫	五臓
陽盛陰潜 <small>ようせいいんせん</small>	陽熱炎上	成長	火	南風・西南風	暑邪・火邪・風邪	心

　夏は陰気が潜伏し陽気が旺盛となり、天の気が降り地の気が上昇することで天地の気が交わる季節。そのため、1年のうち最も暑く、最も雨が多い季節です。万物はどんどん成長していき、植物の花が咲き実がなる鮮やかな時期となります。また、自然界の成長・実りに合わせて、身体の陽気の成長も一番旺盛な時期となります。

　暑い夏は、五臓のうち心が盛んになります。心は全身の血と関連しているため、血流や心拍数が速くなり、汗、顔が赤くなる、不眠などの症状が出やすい季節。心気を補養し、常に楽しい気持ちで、怒らず、ゆったりとした状態で過ごすようにしましょう。

　また、暑熱は心気を傷めます。夏はスポーツを控え、昼寝をするとよいでしょう。寝るときには長時間風に当たらないように注意します。とくに、冷房が普及している現代では室内外の温度差が大きくなりがち。夏かぜにかかりやすく冷え性もひどくなるので、冷房を使う場合は室温を25℃以上に保ちましょう。

◆ 薬膳処方

①涼性・寒性で酸味・鹹味（かん）の食薬がおすすめです

　涼性・寒性の食薬は清熱作用があります。酸味には収斂止汗（しゅうれんしかん）、鹹味には補養心気（ほようしんき）の作用があるので、この時期に多めに使われ、失われがちな心気と心の液体（汗）の消耗を防ぎます。

　一方で、これらは摂りすぎると脾胃を傷め、身体を冷やしてしまいます。暑い夏はどうしても冷たいものを多く食べたくなりますが、量に注意しましょう。とくに、体質が虚弱だったり冷え性がある場合には、涼性・寒性のものは控えてください。冷たい食べものや、生ものを摂りすぎないように注意します。

②苦味の使い方に注意しましょう

　「苦味」は夏の主味であり、心気に通じます。ただし同じ苦味でも清熱瀉火解暑（せいねつしゃかげしょ）の作用を持つ苦味・寒性の食薬と、健脾消食（けんぴしょうしょく）の作用を持つ苦味・温性の食薬があるので、陽盛体質と陽虚体質では使い分けるように注意しましょう。

　また、体質が虚弱であったり冷え性がある場合には、苦味のものは控えてください。

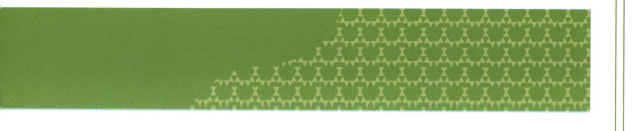

③脾を養う作用がある食薬を使いましょう

暑い夏には冷たい食べもの、飲みものを多く摂り、脾胃を傷めてしまうことがあります。その場合は脾を養う作用がある食薬を摂るべきです。

④食中毒に注意しましょう

夏は暑く、食べものが腐敗しやすいため食中毒に注意しましょう。

◆ 夏によく用いる食薬一覧

分類	効能	食薬
清熱 (せいねつ)	暑熱を取り 口渇を止める	【食材】粟・小麦粉・トマト・蓮根・白菜・きゅうり・セロリ・苦瓜・もやし・緑豆・スイカ・バナナ・りんご・キウイ・梨・緑茶・白茶・豆腐 【中薬】荷葉・薄荷・菊花・葛根・芦根・淡豆豉・淡竹葉・生地黄
	熱を清め 毒を取り除く	【食材】苦瓜・マコモ・きゅうり・水菜・じゅんさい・豆腐・湯葉・こんにゃく 【中薬】金銀花・菊花・蒲公英・魚腥草・馬歯莧
滋陰 (じいん)	津液を生じさせ 口渇を止める	【食材】胡麻・牛乳・卵・豚肉・鴨肉・烏骨鶏・ほたて・牡蠣・鮑 【中薬】枸杞子・桑椹・黄精・麦門冬・沙参・生地黄・石斛・玉竹
安神 (あんしん)	興奮を鎮め 精神を安定させる	【食材】百合根・卵・牛乳・ハツ（鶏、豚） 【中薬】酸棗仁・柏子仁・遠志・夜交藤・合歓花・竜眼肉

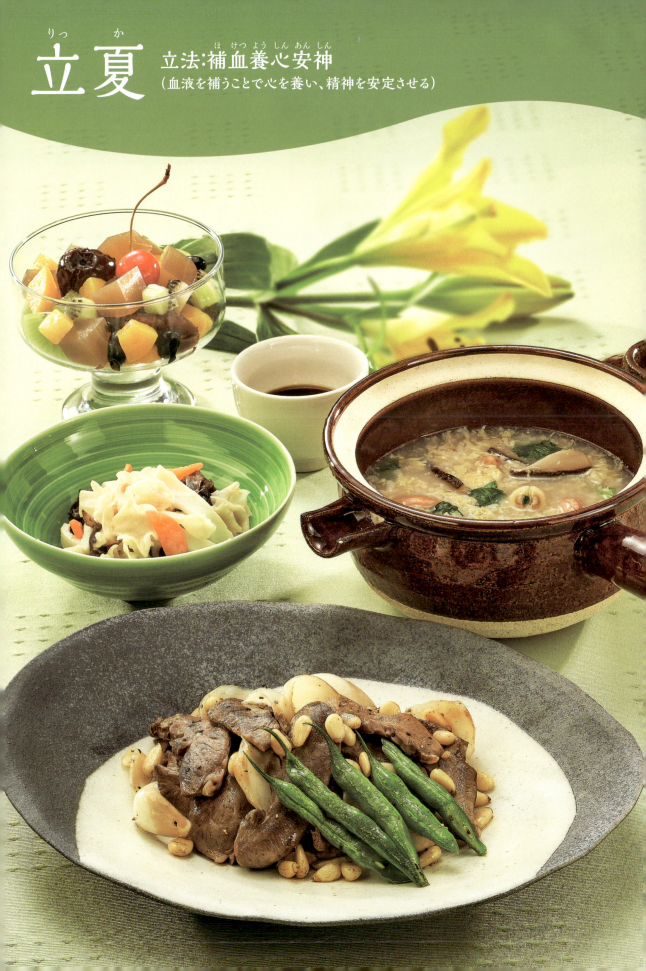

立夏(りっか)

立法：補血養心安神(ほけつようしんあんしん)
（血液を補うことで心を養い、精神を安定させる）

蓮の実と落花生の卵雑炊

蓮の実は養心安神の働きを持ちます。血を養う落花生、気を補う椎茸とごはん（粳米(うるちまい)）、陰液を潤す卵の働きを生かして、春先から続く気の成長にともなう血の消耗の改善をはかりましょう。

夏の薬膳養生　立夏

材料
- ごはん……………………………200g
- 蓮の実、落花生………………各20g
- 干し椎茸…………………………2枚
- 卵…………………………………1個
- 三つ葉……………………………10g
- 醤油、塩……………………各小さじ1

作り方
1. 蓮の実と落花生を水600mlに3〜4時間浸ける。水ごと中火にかけ、柔らかくなるまで煮込む。
2. 干し椎茸は1時間ほど水で戻して千切りに。三つ葉は3cmの長さに切る。
3. 1に椎茸とごはんを加えて中〜弱火で煮込み、ごはんが柔らかくなったら醤油、塩で味を調える。
4. 溶き卵を回し入れ、三つ葉を散らす。

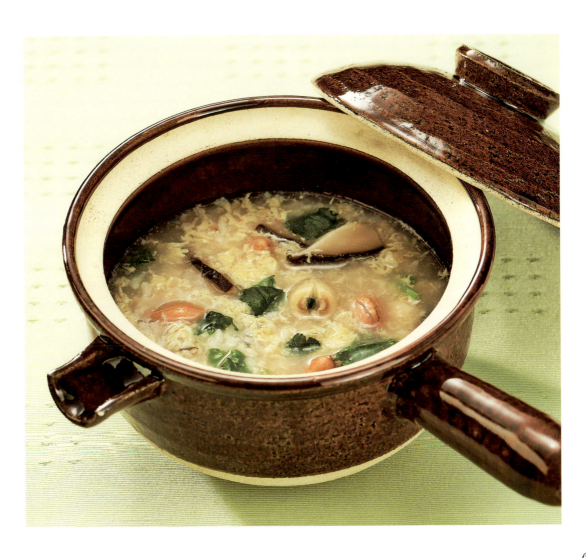

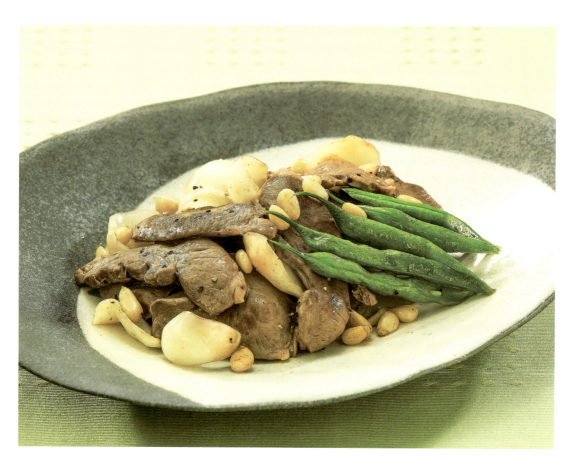

豚ハツと百合根の炒めもの

心血を補う豚ハツと陰液を滋養する百合根は、ともに心神を安定させる働きがあります。
脾気を補ういんげんを加えることで、血や陰液の補益を助けます。

材料

豚ハツ	150g
百合根	1/2個
いんげん	40g
松の実	20g
黒胡椒	少々
塩	小さじ1/3
紹興酒、サラダ油	各大さじ1

作り方

1. 豚ハツは血抜き処理をして一口大のそぎ切りにし、紹興酒をかける。
2. 百合根は変色したところを取り、1枚ずつ剥がして洗う。大きさをきれいに整える。
3. いんげんは筋を取って5〜6cmの長さに切り、さっと茹でる。
4. フライパンにサラダ油をひいて熱し、豚ハツの色が変わるまで中火で炒める。
5. 百合根、いんげん、松の実の順に加えて炒め、塩、黒胡椒で味を調える。

夏の薬膳養生

いかと銀耳（ぎんじ）の酢味噌和え

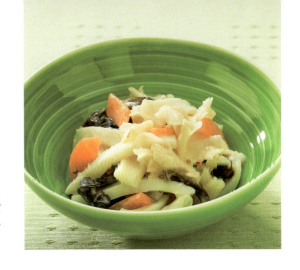

血を補ういかとにんじん、陰液を滋養する銀耳、熱を取る黒木耳（くろきくらげ）と血流をよくする酢味噌を合わせて、さっぱりとした和えものに。心血を養い血行をよくすることで精神を安定させます。

材料
いか	150g
銀耳、黒木耳	各3g
にんじん	20g

A
- 五味子（ごみし）酢、味噌 ……… 各小さじ2
- 砂糖、練り白胡麻、みりん ..各小さじ1

※五味子酢はこのレシピでは、酢1カップに五味子小さじ1を漬けて作っています。枸杞子小さじ1も加えて漬けるとなおよいでしょう。五味子酢の作り方は家庭によっても違います（127ページに別の作り方を掲載）。

作り方
1. いかはわたと皮を取り、5mm幅、5～6cmの長さに切って茹でる。
2. 銀耳、黒木耳は水で戻し、茹でて一口大にする。
3. にんじんは千切りにして茹でる。
4. Aを混ぜ合わせ、1～3と和える。

立夏

竜眼肉（りゅうがんにく）となつめのみつ豆

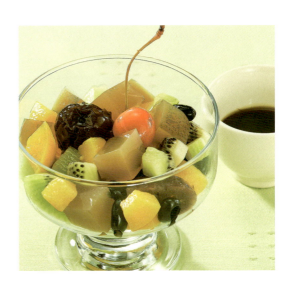

竜眼肉・なつめは血を養うことで精神を安定させる働きがあります。これに枇杷（びわ）・キウイなどの熱を取り潤いを与える季節の果物を加えましょう。5月病にもよくみられる、精神不安や不眠などの改善が期待できるレシピです。

材料
竜眼肉、なつめ	各4個
枇杷	1個
キウイ	1/2個
サクランボ	2個
寒天	3g
黒豆（甘煮）	20g
黒糖蜜	30ml

作り方
1. 竜眼肉、なつめを水400mlに30分ほど浸け、水ごと中火にかけ柔らかくなるまで15分ほど煮る。茹でた湯はとっておく。竜眼肉はそのまま、なつめは半分に切り種を取る。
2. 1の湯150mlで寒天を煮溶かし、型に注ぎ入れて冷蔵庫で15分ほど冷やし固める。
3. 枇杷、キウイは皮をむき、1.5cmほどのさいの目に切っておく。サクランボは洗っておく。
4. 器に1.5cmほどのさいの目に切った寒天、竜眼肉、なつめ、3を飾り、黒豆を入れ、黒糖蜜をかける。

小満
しょうまん

立法：養陰益気清心
よういんえっきせいしん
（身体に潤いと元気を養い、初夏の暑気から身を守り、心の働きを整えます）

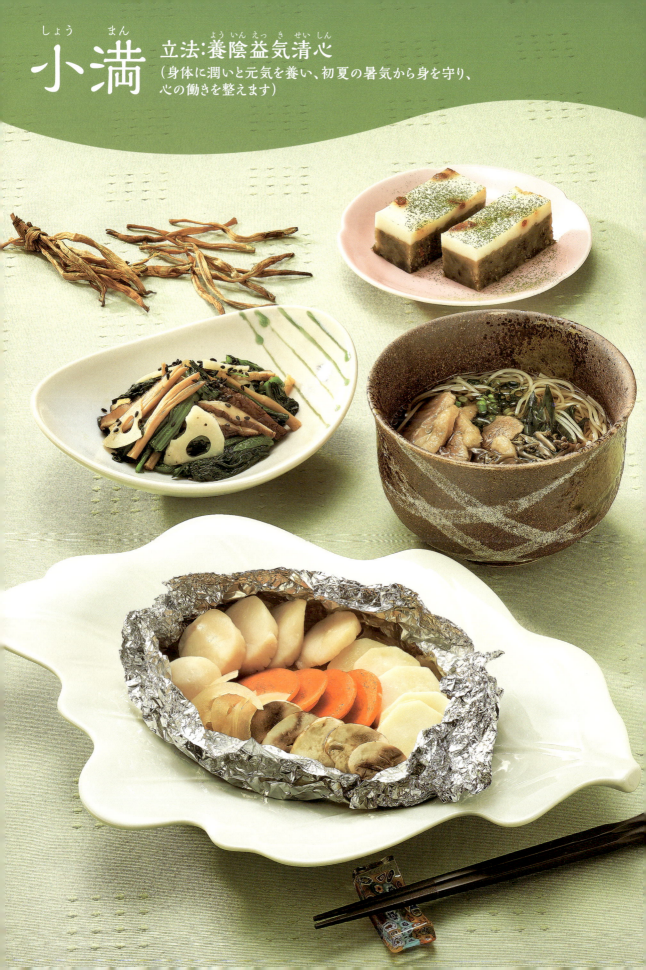

夏の薬膳養生

鴨肉のにゅう麺

陰液を滋養する涼性の鴨肉とともに、精神を安定させる小麦で作るそうめんは、本格的な夏に備えて身体の潤いを保ち、心の働きを助けます。

材料

- 鴨肉……………………………… 100g
- そうめん………………………… 100g
- じゅんさい（瓶詰・水煮）……… 40g
- 細ねぎ…………………………… 20g
- かつおだし汁………………… 3カップ
- 清酒、醤油………………… 各大さじ2
- みりん………………… 大さじ1と1/2

作り方

1. 鴨肉は薄切りにし、さっと煮る。
2. そうめんを茹でる。
3. かつおだし汁を沸騰させ、清酒、醤油、みりんを加えて味を調える。
4. そうめんと斜め切りした細ねぎを器に盛り、熱いだし汁をかける。鴨肉をのせ、じゅんさいを添える。

小満

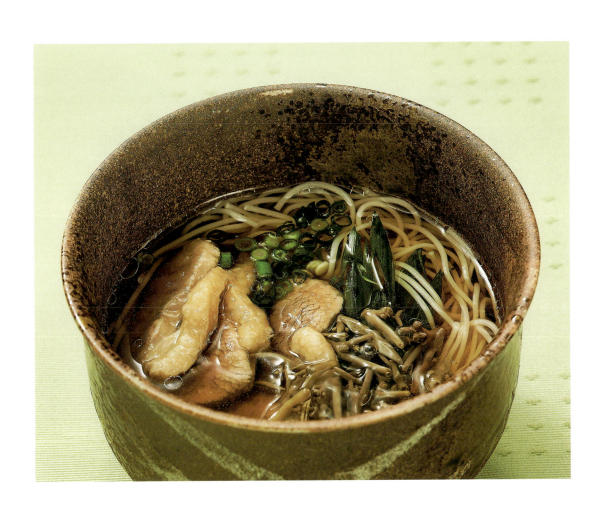

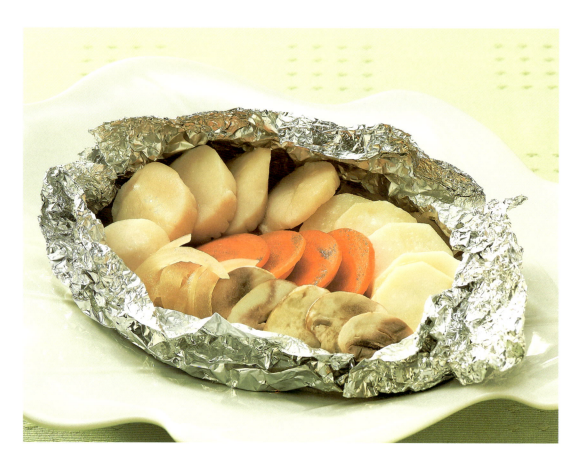

ほたて貝柱と山芋のホイル焼き

陰液を滋養するほたてと脾に元気を与える山芋、血を養うにんじんで、夏に働きが活発になる心を補益するレシピです。

材料

ほたて貝柱（刺身用）	6個
山芋	100g
にんじん	20g
マッシュルーム	30g
玉葱	60g
バター	15g
醤油	小さじ2
白ワイン	小さじ2

作り方

1. ほたて貝柱は半分の厚さに切り、白ワインをかけておく。
2. 山芋は皮をむき、5mmの厚さの輪切りにする。
3. マッシュルームと玉葱は薄切り、にんじんは皮つきのまま輪切りにする。
4. アルミホイルに玉葱を敷き、ほたて貝柱、山芋、にんじん、マッシュルームをのせる。上にバターを置き、醤油をかけて汁がこぼれないようにホイルを閉じる。
5. オーブントースターで7分ほど焼く。

夏の薬膳養生

ほうれん草と金針菜（きんしんさい）の煮びたし

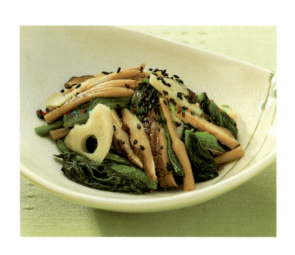

涼性のほうれん草を中心に、血を養うレシピです。胃気を補う椎茸や精血を滋養する黒胡麻、涼血の働きのある金針菜や蓮根（れんこん）などを加えた煮びたしで、本格的な夏に向けて身体の熱を取り、心の働きを助けていきましょう。

材料
- ほうれん草……………………………100g
- 金針菜……………………………………8g
- 蓮根……………………………………40g
- 椎茸………………………………………2枚
- 煎り黒胡麻…………………………小さじ1
- めんつゆ……………………………大さじ1

作り方
1. ほうれん草は茹でて3cmほどの長さに切る。蓮根は薄いいちょう切りにし、酢水で茹でる。
2. 金針菜は水で戻し、茹でて半分の長さに切る。椎茸は軸を取り、素焼きにしたあと千切りにする。
3. 鍋にめんつゆと水大さじ3を沸騰させ、火を止めた直後に1、2を浸す。
4. 器に盛り、煎り黒胡麻をかける。

小満

枸杞子（くこし）入り緑豆（りょくず）の水羊羹（みずようかん）

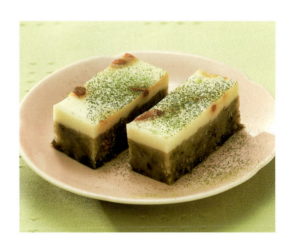

枸杞子と牛乳で、夏本番に消耗しやすい陰液を潤しましょう。緑豆や抹茶の清熱解暑（せいねつげしょ）を活かして、疲れが溜まらないようにします。

材料
A
- 緑豆………………………………………50g
- 砂糖………………………………………50g
- 寒天………………………………………4g

B
- 枸杞子……………………………………20g
- 牛乳……………………………………100ml
- 砂糖………………………………………10g
- 寒天………………………………………2g
- 抹茶パウダー……………………………1g

作り方
1. Aで緑豆羹を作る。緑豆は水400mlに30分ほど浸けてから、柔らかくなるまで煮て、砂糖を加える。
2. 水50mlでふやかした寒天を1に加えて火にかけ、1分ほど沸騰させる。
3. 2を流し缶に注ぎ入れ、冷やし固める。
4. Bで牛乳羹を作る。牛乳と砂糖を弱火で温め、大さじ1程度の水でふやかした寒天を加えて煮溶かす。
5. 3の緑豆羹の上に4の牛乳羹を注ぎ入れ、枸杞子を散らして冷蔵庫で固める。
6. 器に盛り、抹茶パウダーをふる。

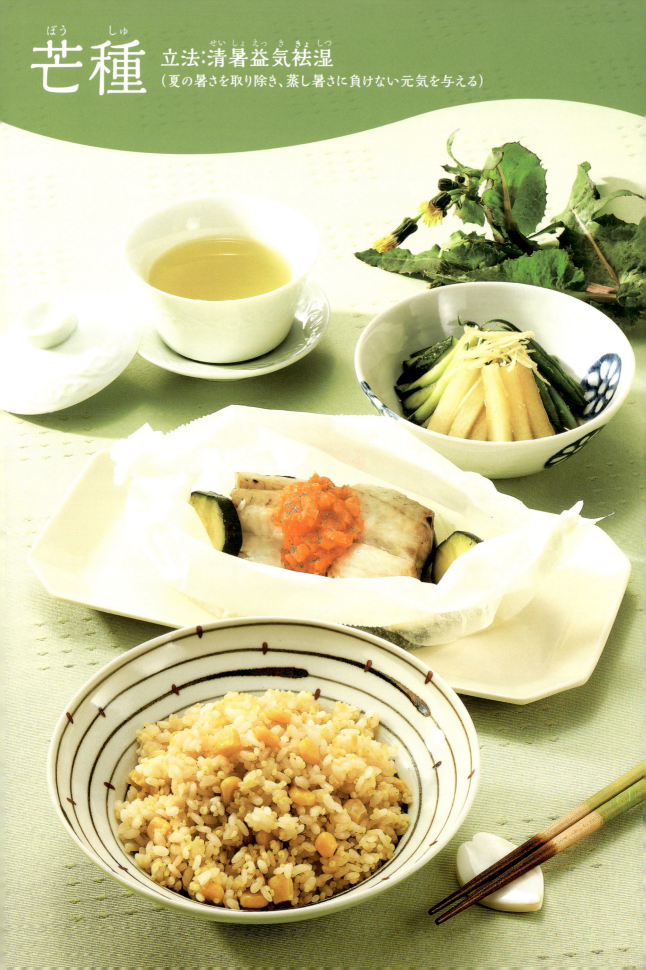

芒種(ぼうしゅ)
立法：清暑益気祛湿(せいしょえっききょしつ)
（夏の暑さを取り除き、蒸し暑さに負けない元気を与える）

とうもろこしと粟(あわ)のピラフ

熱を冷まし利尿作用によって湿邪を取り除くとうもろこしに、清熱作用を持つ粟、気を補う粳米(うるちまい)を合わせたピラフに。暑邪と湿邪を払いながら気を高めて体力をつけます。とうもろこしには実だけでなくひげ(玉米鬚(ぎょくべいしゅ))と皮、芯にも利尿作用があり、これらも使うことでさらに湿邪を取り除く働きを高めています。

材料

粳米	1カップ
とうもろこし	1/2本
粟	30g
サラダ油	小さじ1

※生のとうもろこしがない場合は、缶詰などの粒コーン水煮80gと玉米鬚3gで代用可能です。水煮を使用する場合は汁を切っておくとともに、皮、ひげの代用として玉米鬚を煎じます。煎じる水には水煮の汁を加えてください。

作り方

1 とうもろこしの粒を芯から外す。皮、ひげ、芯はとっておく。
2 鍋に洗ったとうもろこしの皮、ひげ、水300mlを入れ、強火にかける。沸騰したら弱火にし、10分ほど煎じて濾す。濾した液は水を足して250mlにしておく。
3 別の鍋にサラダ油をひき、粳米、とうもろこしの粒、粟を強火で炒める。
4 粳米に透明感が出てきたら2の濾した液、とうもろこしの芯を加え、蓋をする。
5 蒸気が出てきたら1分間おいて弱火にする。そのまま10分間炊いたら火を止め、10分間蒸らす。

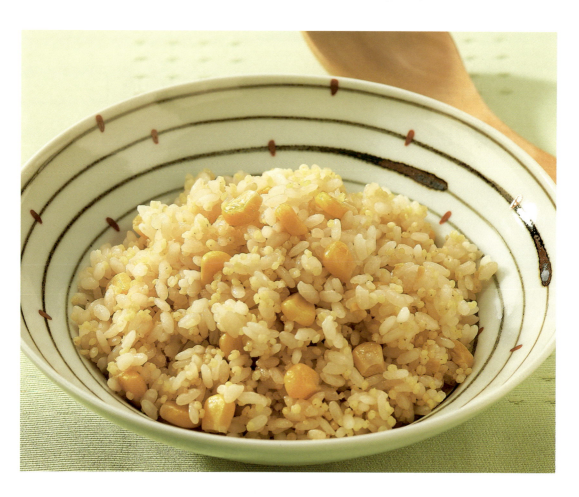

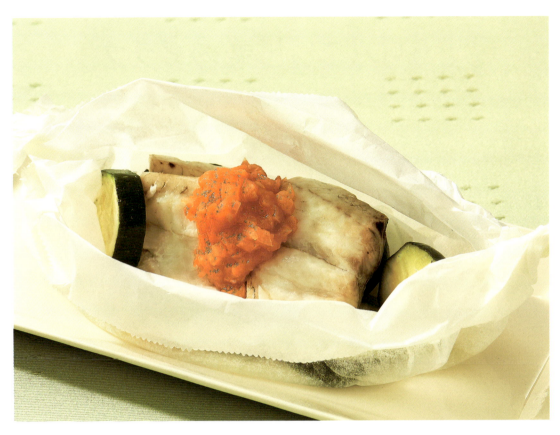

鱸とズッキーニの包み蒸し
カルダモントマトソース添え

気を補い利尿作用も持つ鱸と、清熱作用を持つズッキーニ、トマトを合わせたレシピ。
小豆蔲ともいわれるカルダモンは、香りによって食欲を誘います。

材料

鱸	2切れ
ズッキーニ	1/2本
トマト（中）	1個
カルダモンパウダー	小さじ1/6
玉葱（中）	1/4個
サラダ油	小さじ2
塩	小さじ1/6

作り方

1. 鱸は皮目に切り込みを入れ、塩少々（分量外）をふる。
2. ズッキーニは5mmの厚さの輪切りにする。クッキングシートを2枚用意し、ズッキーニを薄く並べた上に水分を拭きとった1を1切れずつのせ、シートで包む。
3. 玉葱をみじん切りに、湯むきしたトマトをさいの目に切る。
4. フライパンにサラダ油をひき、3を炒め、塩を加える。しばらく加熱して水分がほどよく飛んだら、カルダモンパウダーを加えて火から下ろす。
5. 2を蒸し器に入れ強火にかける。蒸気が上がったら、そのまま10分ほど蒸す。鱸に火が通ったら器にとり、シートを開けて4のソースをかける。

夏の薬膳養生

きゅうりと冬瓜といんげんの和えもの

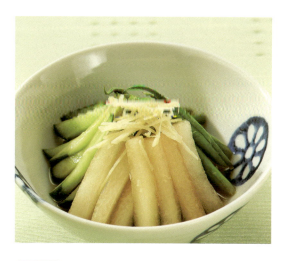

熱を冷ましながら利尿することのできるきゅうり（清熱）と、利尿作用に優れ熱を冷ますこともできる冬瓜（利湿）、気を補い湿邪を取り除くこともできるいんげんを和えものに。発汗作用のある温性・辛味の生姜で、湿邪を払う働きを高めています。蒸し暑い夏におすすめです。

芒種

材料
きゅうり	1/2本
冬瓜	150g
いんげん	25g
生姜	5g

A
酢、みりん	各小さじ2
醤油	小さじ1
塩	少々

作り方
1 きゅうりは5mmほどの斜め細切り、冬瓜は皮とわたを取り5mmほどの拍子木切りに。いんげんはへたと筋を取って1/3〜1/2の長さに斜め切りにする。
2 Aを混ぜて、合わせ酢を作り、千切りにした生姜を加える。
3 湯を沸かし、いんげんは柔らかくなるまで茹で、冬瓜はさっとくぐらせる。いずれも水気を切って熱いうちに2に入れる。
4 きゅうりも3に加えて和え、器に盛る。

二皮玄米茶

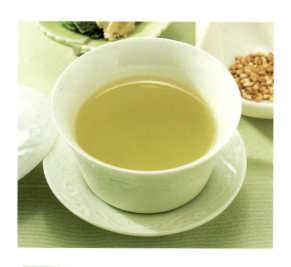

利尿作用に優れた冬瓜の皮と、生姜の皮の2つを合わせたお茶です。緑茶を加え、熱を冷ます働きを高めましょう。粳米は気を補います。

材料
冬瓜の皮	20g
生姜の皮	5g
緑茶、粳米	各3g

作り方
1 鍋に冬瓜の皮、生姜の皮、水400mlを入れ、火にかける。沸騰したら10分ほど煎じる。
2 粳米はフライパンで色がつく程度に乾煎りしておく。
3 ティーポットに緑茶、2を入れ、1を濾した液で茶をいれる。30秒ほど蒸らしてカップに注ぐ。

※緑茶と粳米の代わりに、玄米茶（6g）でも代用可能です。

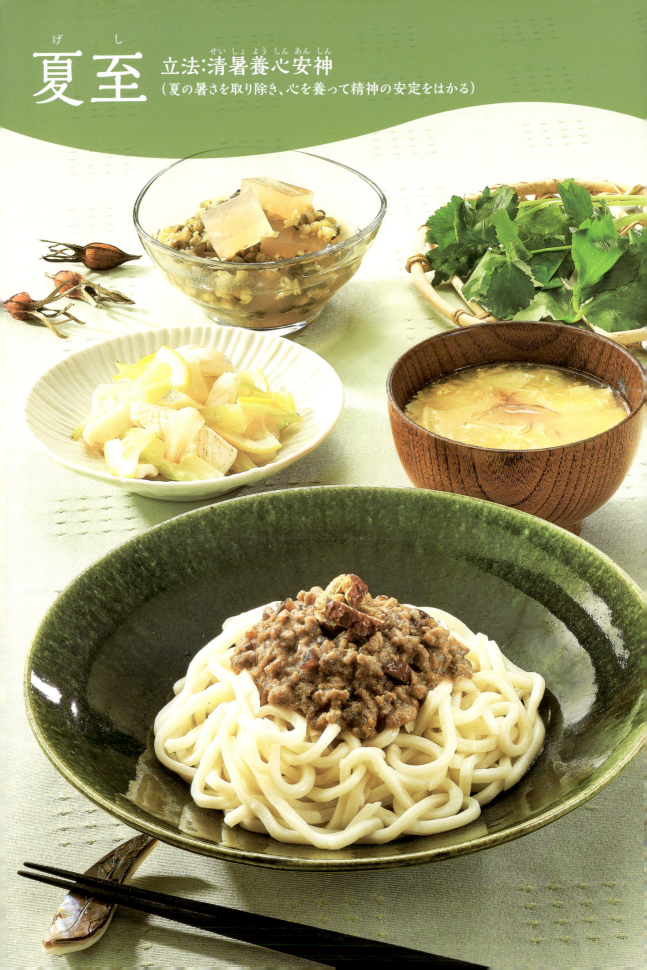

夏至(げし)
立法：清暑養心安神(せいしょようしんあんしん)
（夏の暑さを取り除き、心を養って精神の安定をはかる）

甘麦大棗うどん
（かんばくたいそう）

精神不安や不眠などに用いられる甘麦大棗湯をヒントにしたレシピです。甘草は心気を補い、小麦でできたうどんは冒を潤うとともに精神を安定させ心の働きを持ちます。なつめ（大棗）は気を補う一方、血も養い精神を安定させることもできます。汗で消耗した血や津液を豚肉・ピーナッツで養い、心気の働きと精神安定を助けます。

材料
- うどん……………………………… 2玉
- 甘草………………………………… 5g
- なつめ………………… 3個（または15g）
- 豚ひき肉…………………………… 80g
- ピーナッツペースト、味噌……各大さじ1
- サラダ油………………………… 小さじ2

※うどんは細めのものがおすすめです。

作り方
1. 甘草を水300mlに30分ほど浸け、火にかける。沸騰したら半量になるまで煎じる。
2. なつめは料理ばさみで縦半分に切る。ひたひたの水で少し戻し、種を取り除いてみじん切りにしておく。
3. 1を濾した液になつめを加え、冷ましておく。
4. 鍋にサラダ油をひき火にかけ、豚ひき肉を炒める。色が変わってきたらピーナッツペーストと味噌を加え、なじんできたら3の薬液をなつめごと入れて、とろみが出るまで加熱する。
5. うどんは湯通しして水切りする。乾麺の場合はあらかじめ茹でておく。
6. うどんを器に盛り、4をかける。

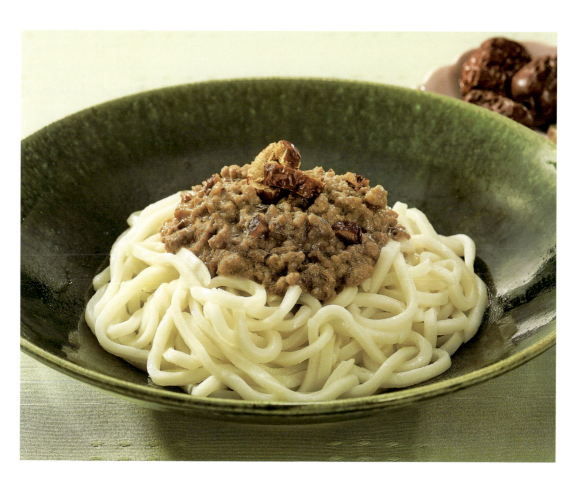

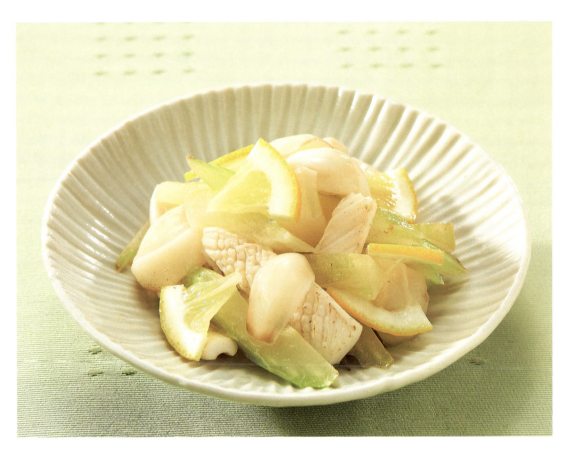

セロリといかと百合根（ゆりね）のレモン炒め

セロリで暑邪を払い、いかで血を、百合根で陰液を補うことで、心を養い安定させましょう。
レモンの酸味は汗が出すぎることを抑えるとともに、精神を安定させる働きも持ちます。

材料

- セロリ ……………………………… 100g
- いか（胴の部分）………………………… 80g
- 百合根 …………… 50g（1/3〜1/2株）
- レモン汁 ……………………………… 1/4個分
- 塩 ……………………………………… 小さじ1/3
- サラダ油 …………………………… 小さじ2

作り方

1. セロリは筋があれば取り、5mmほどの厚さに斜め切りにする。いかは皮をむいて格子に切り目を入れ、セロリの大きさに合わせて切る。百合根は変色したところを取り、1枚ずつ剥がして洗う。大きいものは一口大に切っておく。
2. フライパンにサラダ油をひき火にかける。温まってきたら、セロリ、いか、百合根の順に加えて炒める。
3. 塩を加えてさっと混ぜる。レモン汁をふってから再度混ぜて火から下ろし、器に盛る。好みでレモンの薄切り（分量外）を散らしてもよい。

※生の百合根がない場合は、乾燥品(10g)で代用可能です。その場合、水に1時間以上浸けておきます。

湯葉と卵の吸いもの

湯葉で暑邪を払い、卵で心を養うお汁です。卵には安定させる作用もあり、精神を安定に導きます。

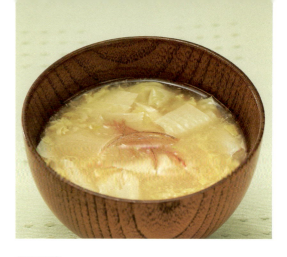

材料
乾燥湯葉	2枚（または10g）
卵	1個
かつお節	5g
茗荷	1/4個
醤油	少々
塩	小さじ1/4
片栗粉	小さじ1

作り方
1. 水350mlでかつお節のだし汁を取る。
2. 湯葉は水で戻し1cm幅の短冊切りに、卵は溶きほぐしておく。茗荷は千切りにする。
3. 1のだし汁に醤油、塩を加えて火にかけ、温まってきたら水溶き片栗粉（片栗粉1：水2）を加えてとろみをつけ、沸騰しかけたところで溶き卵を流し入れる。卵が固まったら湯葉を加え、必要があればさらに塩（分量外）を加えて味を調えて火から下ろす。
4. 器に盛り、吸い口に茗荷を添える。

竜眼五味子かんの緑豆ぜんざいがけ

清暑作用のある緑豆と、血を養い精神を安定させる働きのある竜眼肉を使った寒天でぜんざいに。心経に入る五味子の酸味はさらに心を安定させます。

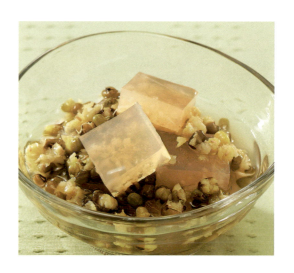

材料
緑豆	30g
竜眼肉	10g
五味子	5g
粉寒天	1g
氷砂糖	20g

作り方
1. 緑豆を水400mlに1時間以上浸けておく。竜眼肉と五味子は合わせて水400mlに30分以上浸ける。
2. 竜眼肉と五味子は、浸けた水ごと強火にかける。沸騰したら弱火にして半量ほどになるまで煎じる。
3. 2を濾した液に、水50mlに溶かしておいた粉寒天を加えて加熱する。沸騰したら弱火にして1分以上煮たあと、水で濡らした型に入れて30分ほど冷やし固める。
4. 1の緑豆を、浸けた水ごと火にかける。沸騰したら弱火にして30分ほど煮る。緑豆が指でつぶれる程度の柔らかさになったら、火からおろして氷砂糖を加える。氷砂糖を余熱で溶かしつつ冷ます。
5. 3の寒天をさいの目に切ったもの、4の汁、緑豆の順に器に盛る。

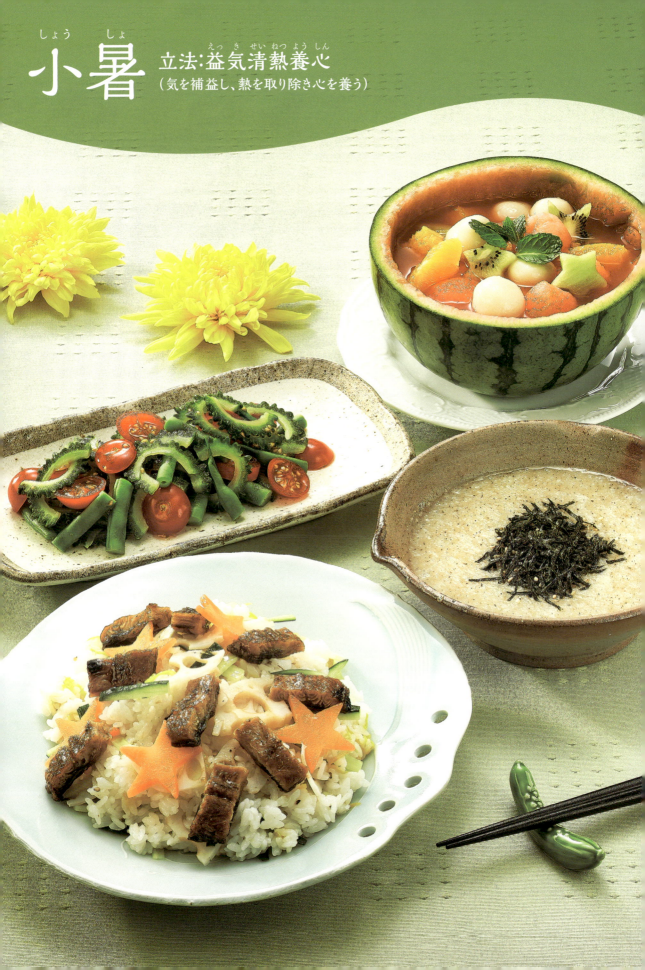

小暑
立法：益気清熱養心
（気を補益し、熱を取り除き心を養う）

鰻のちらし寿司

夏本番。暑さで夏バテしやすい節気です。気を補う粳米と鰻で身体を元気にしましょう。
菊、きゅうり、蓮根は身体にこもった熱を冷ましてくれます。土用を意識し、にんじんは星形に。

材料

- 粳米……………………………1.5カップ
- 鰻（かば焼き）………………………1/2尾
- 食用菊……………………………2個
- きゅうり…………………………1/2本
- 蓮根……………………………100g
- にんじん…………………………40g
- 梅酢……………………………小さじ2
- 昆布……………………………5cm角
- 白胡麻……………………………少々

作り方

1. 粳米は洗って30分間ザルにあげる。昆布を加え、やや少なめの水加減で炊いておく。
2. 飯台またはボウルを少量の梅酢（分量外）で湿らせて、1を入れる。梅酢をふって切るように混ぜ、すし飯を作る。
3. 鰻のかば焼きをアルミホイルにのせ、グリルまたはオーブントースターで軽く温めてから一口大に切る。
4. 食用菊は酢水で軽く茹でる。きゅうりは3cmの長さの短冊切りにする。にんじんは3mmの厚さに切ってから星形に切り抜き、塩をひとつまみ（分量外）加えた湯で茹でる。残ったにんじんはみじん切りにする。蓮根はいちょう切りにし、みじん切りしたにんじんとともに鍋に入れる。少量の水、塩ひとつまみを加えて蒸し煮にする。
5. すし飯、食用菊、きゅうり、蓮根、みじん切りにしたにんじん、白胡麻を混ぜ合わせて器に盛り、鰻、型抜きにんじんを彩りよくのせる。

夏の薬膳養生

小暑

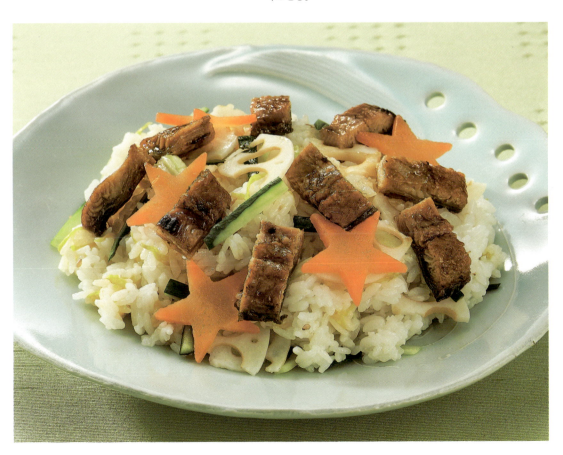

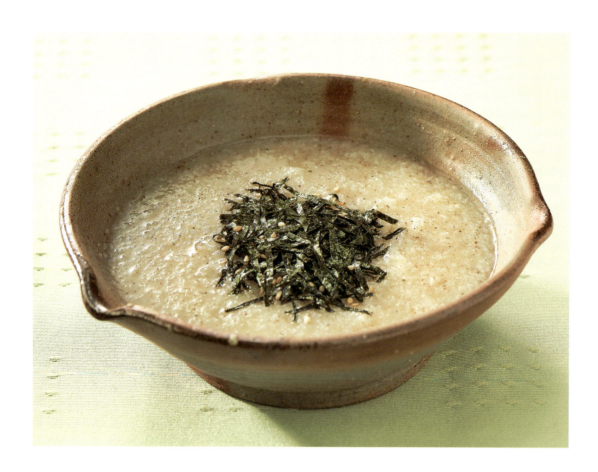

とろろ汁

山芋は臓腑の気を補う食材。いりこ入りの昆布だしは熱を取るため、暑さで食欲がないときにおすすめです。茹でたそうめんを加えれば主食にもなります。

材料

山芋（または長芋）	200g
昆布だし汁	400ml
いりこ粉末	5g
味噌	20g
白胡麻、刻み海苔	少々

作り方

1 山芋をすりおろしておく。
2 昆布だし汁にいりこ粉末を入れ、沸騰直前まで温める。
3 2に味噌を溶かし、1を流し入れる。
4 器によそい、白胡麻と刻み海苔をのせる。

いんげんと苦瓜のサラダ

いんげんは気を補い脾の運化を高め、冷たい食べものの摂りすぎによる消化機能低下を改善します。心経に入り心の熱を取る苦瓜は熱中症にも有効。トマトも熱を取り、身体を潤して汗が出すぎるのを予防してくれます。

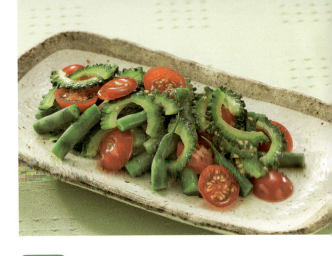

材料

いんげん、苦瓜	各40g
ミニトマト	5個
A	
レモン汁	大さじ2
ごま油、醤油	各小さじ2
塩	ひとつまみ

作り方

1. いんげんは筋を取ってから塩茹でし、4cmの長さにそろえて切る。苦瓜はわたを取り薄切りにし、塩茹でする。ミニトマトは輪切りにする。
2. Aを混ぜる。
3. ボウルに1と2を入れて和える。

小暑

スイカのフルーツポンチ

糯米（もちごめ）でできた白玉粉は、脾胃に入り気を補う食材です。このレシピでは、暑熱（しょねつ）を取る豆腐を混ぜ込んだ豆腐白玉にします。スイカ・キウイも熱を取ってくれる果物。オレンジは気の巡りをよくし、のどの渇きを潤します。

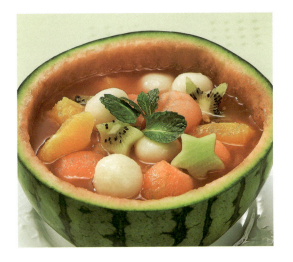

材料

小玉スイカ	1/2個
白玉粉	50g
豆腐	40g
キウイ、オレンジ	各1個
レモン汁	大さじ2
蜂蜜（はちみつ）	大さじ1
薄荷（はっか）	適量
塩	少々

作り方

1. スイカの底を包丁で平らに整え、中身をスプーンで丸くくり抜く。くり抜いたあとに残った実はこそぎとり、ミキサーでジュースにしてレモン汁、蜂蜜、塩で味を調える。実をくり抜きボウル型になったスイカは、器にするためとっておく。
2. キウイは少し厚めの輪切りにし、星形の型抜きをする。
3. オレンジは薄皮をむいて食べやすい大きさに切る。
4. 白玉粉と豆腐、塩ひとつまみ（分量外）をボールにいれて混ぜ合わせる。ひとかたまりになったら、棒状に伸ばし、同じ大きさにちぎって丸めておく。火が通りやすいように、団子の中央は指で押さえて、少し窪みを作る。
5. 鍋に湯を沸かし、沸騰したら団子を茹でる。団子が浮いてきたら10秒ほどおいて、冷水にとる。
6. 1の丸くくり抜いたスイカ、ジュースと2〜5をスイカの器に盛り、薄荷を添える。

大暑
立法：清熱解暑　生津止渇　益気養心
（暑熱を取り、津液を生じて口渇を止め、気を補益し心を養う）

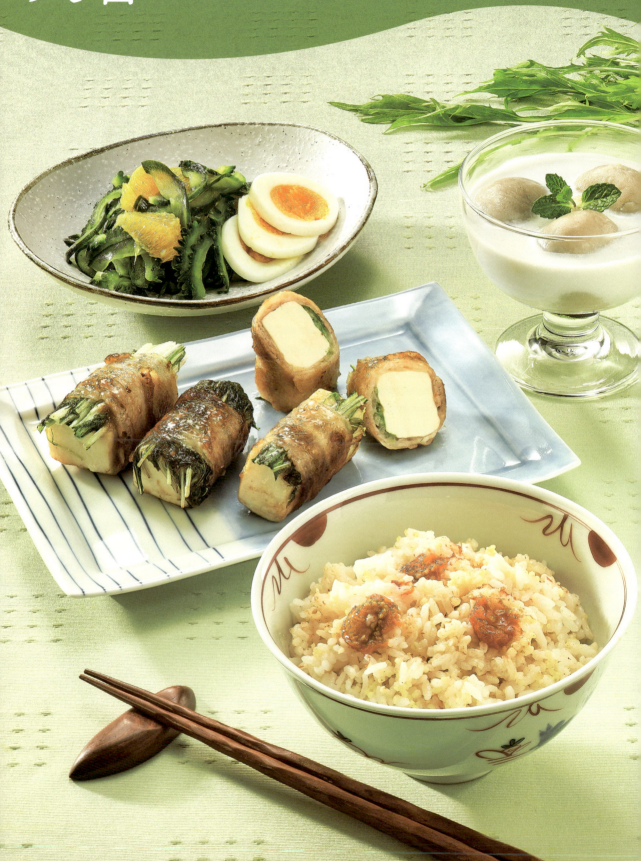

トマトと粟のごはん

トマトと粟・昆布は身体の熱を冷まします。粳米は気を補い、トマトとともに脾と胃を健やかにする食薬です。

材料

粳米	1カップ
ミニトマト	100g
粟	大さじ1
塩	小さじ1/4
昆布	3cm角

作り方

1. 粳米を洗う。
2. ミニトマトは湯むきして半分あるいは1/4の大きさに切る。粟は水で洗い、茶漉しなどで水気を切る。
3. 炊飯器に粳米を入れ、やや少なめに水を加減する。
4. 3に残りの材料をすべて加え、炊く。

夏の薬膳養生

大暑

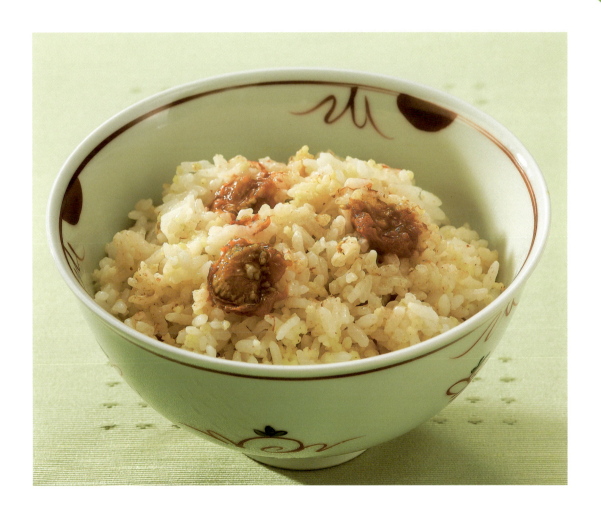

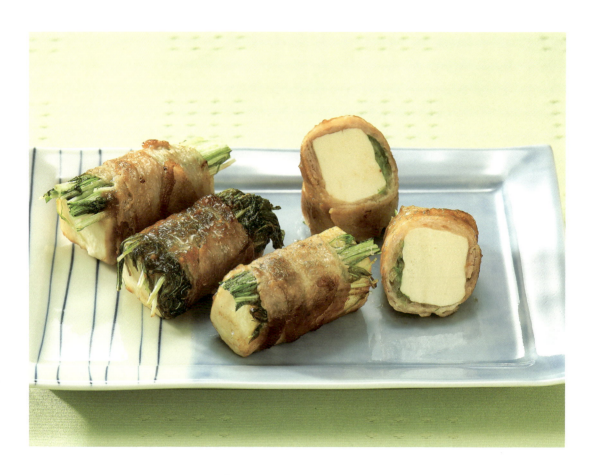

豆腐の豚肉巻き

豆腐は清熱解暑で身体に必要な水分と気を補い、豚肉は夏に消耗された水分を滋養します。豚肉と豆腐は、ともに体力をつけて夏の疲れを癒してくれる食材。ソースに使う梅の酸味は、津液を生じさせてのどの渇きを止める働きがあります。

材料

- 木綿豆腐 …………………………… 1丁
- しゃぶしゃぶ用豚肉 ……………… 16枚
- 水菜 ………………………………… 1〜2株
- 梅干し ……………………………… 2〜3個
- 片栗粉、白ごま油 ………………… 適量
- A
  - みりん ………………………… 大さじ2
  - 清酒、醤油 …………………… 各大さじ1

作り方

1. 木綿豆腐はあらかじめ水切りをしておき、8等分に切る。水菜は豆腐と同じ長さに切る。
2. 豆腐に薄く片栗粉をまぶし、水菜とともに豚肉で巻く。
3. 梅干しは種を取り、すり鉢で滑らかになるまですってから、Aと水小さじ2を加えてよく混ぜる。
4. フライパンに白ごま油をひいて熱し、2の表面を中火で焼く。全面に焼き色が付いたら3を加え、全体に絡ませる。

※しゃぶしゃぶ用豚肉は、大きいものであれば8枚でよいでしょう。

きゅうりと苦瓜のオレンジ和え

きゅうりと苦瓜は暑熱を取り除き、オレンジは気の巡りを促進し身熱、口渇を改善します。卵は心を滋養する働きがあり、イライラ、不眠、めまい、精神不安などを改善します。

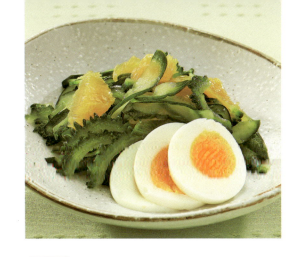

夏の薬膳養生

大暑

材料
きゅうり	1本
苦瓜	1/4本
オレンジ	1個
ゆで卵	1個
蜂蜜(はちみつ)	小さじ1
塩	適量

作り方
1. 苦瓜は縦半分に切ってわたと種を取り、薄切りにする。塩小さじ1/4(分量外)をまぶして10分ほど置いてから水にさらし、水気を絞っておく。
2. きゅうりは縦半分に切ってから薄切りにし、塩小さじ1/4(分量外)をまぶしておく。少ししたら水気を軽く絞る。
3. オレンジは皮をむき、一口大に切る。ゆで卵はスライスする。
4. 1〜3と蜂蜜を和え、塩で味を調える。

緑豆(りょくず)あんこの蕎麦粉(そば)白玉

緑豆はこもった暑熱を取り、津液を生じさせます。糯米(もちごめ)でできた白玉粉は気を補い、蕎麦粉は暑熱などによる食欲不振や消化不良を改善。ココナッツミルクと牛乳はのどの渇きを解消します。

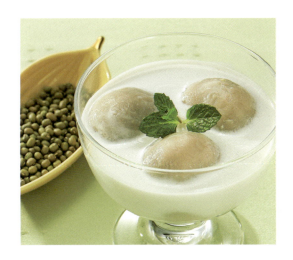

材料
蕎麦粉、白玉粉	各25g
ココナッツミルク、牛乳	各50ml
砂糖	小さじ1
薄荷(はっか)	適量

A
緑豆	50g
砂糖	35g
塩	少々

作り方
1. Aで緑豆あんを作る。緑豆はあらかじめたっぷりの水に浸けておく。火にかけ沸騰したら、弱火にして茹でる。豆が柔らかくなったら砂糖と塩を加え、あんの固さになるまで水分を飛ばしながら練る。
2. 蕎麦粉と白玉粉をよく混ぜ、水35〜40mlを少しずつ加えて耳たぶ程度の固さにこねる。
3. 1の緑豆あん25gと2をそれぞれ6等分にする。緑豆あんを丸めて2で包む。
4. 3を沸騰した湯で茹で、浮いてきたら水にとる。
5. ココナッツミルク、牛乳、砂糖を混ぜ合わせる。
6. 4を器に盛り、5を注ぎ入れ、薄荷を添える。

Column_04

帰経の作用

「帰経」とは、食薬の効能が臓や経絡に選択的に作用することをさします。
色や味はそれに応じた臓に届いて作用しやすいと考えられています。

五味	五色	五臓	作用
酸	青	肝	酸味、青色は肝経に作用しやすく、肝の働きを助ける
苦	赤	心	苦味、赤色は心経に作用しやすく、心の働きを助ける
甘	黄	脾	甘味、黄色は脾経に作用しやすく、脾の働きを助ける
辛	白	肺	辛味、白色は肺経に作用しやすく、肺の働きを助ける
鹹	黒	腎	鹹味、黒色は腎経に作用しやすく、腎の働きを助ける

| 第 | 9 | 章 |

秋の薬膳レシピ

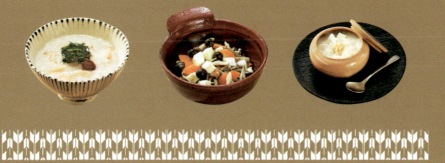

	第9章	秋の薬膳レシピ

◆ 秋と身体

陰陽	特徴	五化	五行	六気	六淫	五臓
陰長陽消 （いんちょうようしょう）	清粛収斂	収斂	金	西風・北西風	燥邪・風邪	肺

　秋になると気候が涼しくなり、空気が乾燥してきます。秋の前半、夏の暑熱が残っているところに秋の特徴である燥が加わると「温燥」になります。晩秋になると、冬の寒気と合わさり「涼燥」となります。

　暑い夏から徐々に涼しくなり、寒い冬へと変わっていく秋は収穫の季節。自然界では陽気旺盛から陽気減少、つまり陰気が成長する時期に移り変わる重要な季節でもあります。身体の陰陽も「陰長陽消」になっていき、冬を越える準備に入る「収める」時期。そのため、養生もこれらに合わせて精神・意識・飲食・起居（日常生活）・運動などの、さまざまな面で身体を養う工夫をする必要があります。

　五臓のうち秋は肺が盛んになります。肺は呼吸と全身の気を司る、デリケートな臓。滋潤・温暖を好み、乾燥・寒さを嫌う特徴があるので、燥邪は肺にとって最も忌むべきものです。秋に咳嗽・咯痰（かくたん）・喘息・胸痛などの症状が現れるのはこのためです。

　また、秋は枯れ葉が落ち、淋しくなりやすい季節。心身ともに、愉快で安定した気持ちで過ごすように心がけましょう。気候は爽やかで運動には最もよい季節ですが、運動しすぎると陰陽を消耗し、養生に悪影響を与えるので、注意する必要があります。

◆ 薬膳処方

①「温燥」には涼性・平性で甘味・苦味の食薬がおすすめです

　初秋は残暑と乾燥した秋気の影響で、のどの乾燥・痒み・痛み、鼻血、便秘などの症状が現れます。このため、身体が津液（しんえき）不足になるので、涼性・平性、甘味・苦味の食薬で余熱を清め、津液を生じさせましょう。また、滋陰潤肺・益胃生津（じいんじゅんぱい・えきいしょうしん）の作用を持つ食薬で肺を潤すようにします。

②「涼燥」には平性・温性で辛味・酸味の食薬がおすすめです

　立冬に近づくと寒気が強くなり、温燥から涼燥に変化します。皮膚・毛髪の乾燥、抜け毛、フケ、シワなどが生じ、寒気を感じるようになります。この時期の食事には温性で、辛味・酸味の温肺滋陰作用を持つ食薬を摂り入れるべきです。

　ただし、刺激的な辛味（例えばねぎ、生姜（しょうきょう）、にんにく、唐辛子など）を摂りすぎると津液を消耗し肺を傷めてしまうため、控えたほうがよいでしょう。

90

③脾を養う作用がある食薬を使いましょう

　肺気は脾の運化作用によって作られた水穀精微によって補充されるため、脾を養う作用を持つ食薬を摂るようにします。

◆ 秋によく用いる食薬一覧

分類	効能	食薬
滋陰（じいん）	肺と胃を滋養し潤す	【食材】白胡麻・黒胡麻・牛乳・卵・豚肉・鴨肉・烏骨鶏（うこっけい）・ほたて・牡蠣（かき）・鮑（あわび）・松の実 【中薬】枸杞子（くこし）・桑椹（そうじん）・黄精（おうせい）・麦門冬（ばくもんどう）・沙参（しゃじん）・生地黄（しょうじおう）・石斛（せっこく）・玉竹（ぎょくちく）・川貝母（せんばいも）・百合（びゃくごう）
補気（ほき）	肺気を補益する	【食材】糯米（もちごめ）・粳米（うるちまい）・キャベツ・長芋・じゃがいも・かぼちゃ・いんげん・椎茸・栗（くり）・蜂蜜（はちみつ）・牛肉・鶏肉・胡桃（くるみ） 【中薬】吉林人参（きつりんにんじん）・党参（とうじん）・西洋参（せいようじん）・黄耆（おうぎ）・白朮（びゃくじゅつ）・なつめ・炙甘草（しゃかんぞう）
止咳（しがい）	熱を清め痰を取り咳を止める	【食材】海苔・昆布・里芋・竹の子・へちま・豆乳・春菊・柿・枇杷（びわ）・りんご・梨・甜杏仁（てんきょうにん）・銀杏（ぎんなん） 【中薬】羅漢果（らかんか）・栝楼（かろ）・胖大海（はんだいかい）・貝母（ばいも）・冬瓜子（とうがし）・白芥子（はくがいし）・蘇子（そし）・枇杷葉（びわよう）
収渋（しゅうじゅう）	津液を生じさせ咳を止める	【食材】レモン・石榴（ざくろ） 【中薬】五味子（ごみし）・烏梅（うばい）

91

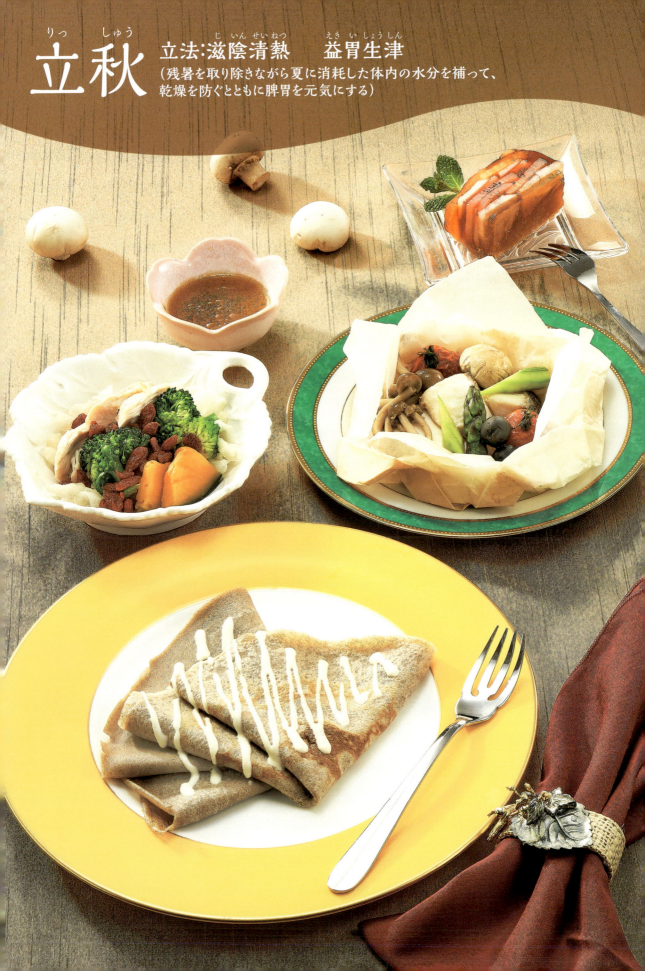

立秋
りっしゅう

立法：滋陰清熱　益胃生津
じいんせいねつ　えきいしょうしん
（残暑を取り除きながら夏に消耗した体内の水分を補って、乾燥を防ぐとともに脾胃を元気にする）

蕎麦粉のクレープ

立秋の頃はまだ暑さが残っているので、養生として余熱を取り、身体に潤いを与え、秋の乾燥を予防します。それとともに気を補い脾を元気にして、乾燥によって傷む肺の働きを助けることも考えましょう。卵・牛乳・チーズは身体に潤いを与え、蕎麦粉は気の巡りをよくすることで胃腸の働きを改善します。

材料

蕎麦粉	70g
小麦粉	30g
卵	2個
牛乳	150ml
クリームチーズ	30g
塩	1g
黒胡椒	少々
サラダ油	10ml

※クリームチーズは牛乳で少し柔らかくして、折りたたんだクレープの上からかけてもよいでしょう。

作り方

1 蕎麦粉と小麦粉を合わせてふるい、ボウルに入れて塩、黒胡椒をまぜる。
2 卵と牛乳を混ぜて1に少しずつ加える。ダマができないように混ぜたら、20分間ねかせる。
3 熱したフライパンにサラダ油（分量外）を少々ひき、よく拭きとる。
4 2にサラダ油を入れてよく混ぜる。濡れ布巾にのせた熱いままのフライパンに生地を流してから弱火にかけ、焼く（直径23cmで4枚）。フライパンは1枚焼くごとに拭き、残りの生地を同様に焼いていく。
5 焼きあがったクレープにクリームチーズを塗って折りたたむ。

立秋

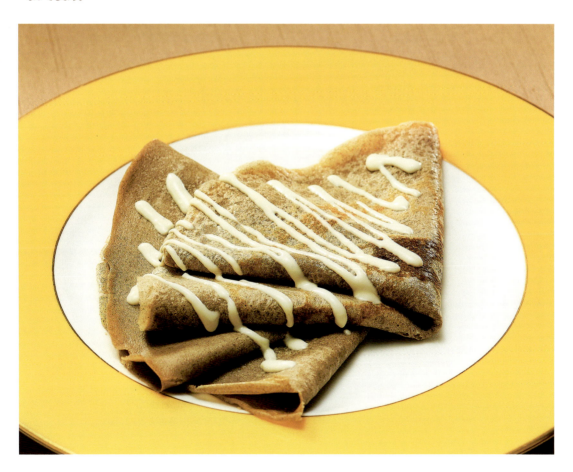

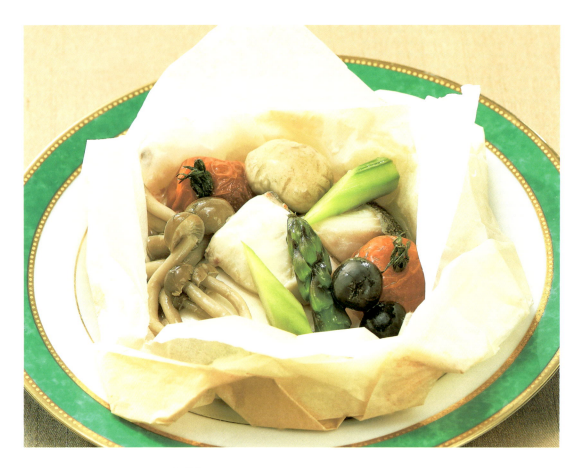

鱸のカルトッチョ
（すずき）

脾胃の気を補う鱸をメインに、身体を滋養するアスパラガス、酸味・甘味のトマトを合わせた補気滋陰（ほきじいん）のカルトッチョです。

材料

鱸	50g 2切れ
しめじ	30g
マッシュルーム、ミニトマト、黒オリーブ	各4個
アスパラガス	4本
白ワイン	大さじ1
ブイヨン	大さじ2
塩、黒胡椒	少々

作り方

1. しめじは小房に分け、マッシュルームは軸を切る。アスパラガスは下半分くらいハカマと皮を取り、食べやすい長さに切る。
2. 30×50cmのクッキングシートを2枚用意し、半分に折る。中央に塩、黒胡椒をふった鱸を1切れずつのせ、まわりに野菜類を置く。白ワインとブイヨンを合わせてかける。
3. クッキングシートを折って、周囲から蒸気が漏れないようにしっかりと包む。
4. 230℃に余熱したオーブンで7～8分間焼く。
5. クッキングシートごと器にとる。食べるときに紙の中心に十文字に切り込みを入れて開く。

秋の薬膳養生

ブロッコリーと かぼちゃのサラダ

補気のブロッコリー・かぼちゃ・鶏肉と、滋陰の枸杞子・銀耳は、夏に消耗した気と陰液を補養し、身体の調子を整えてくれます。消化を助ける山楂子を加えたドレッシングでいただきましょう。

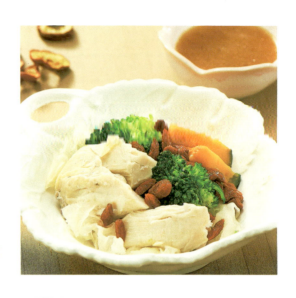

材料
ブロッコリー	50g
かぼちゃ	30g
鶏むね肉	50g
枸杞子	5g
銀耳	2g
清酒	少々

A
山楂ジャム、酢、サラダ油	各大さじ1
塩	小さじ1/2
黒胡椒	少々

作り方
1. ブロッコリー、かぼちゃは一口大に切って茹で、鶏むね肉は清酒をふって酒蒸しにし、一口大にさく。
2. 枸杞子と銀耳はぬるま湯で戻す。戻した銀耳は茹でて一口大にする。
3. Aと水大さじ1を混ぜてドレッシングを作る。
4. 1、2を器に盛り、3のドレッシングをかける。

立秋

柿と梨のテリーヌ

津液を生じて肺を潤す柿と梨、熱を取り口渇を止めるキウイ、気の巡りをよくする蜂蜜入りのハイビスカスティーで、テリーヌ風に仕立てました。

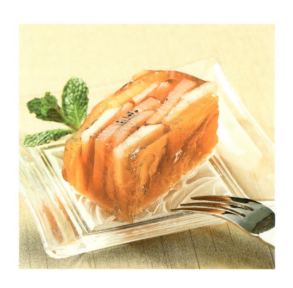

材料
柿	50g
梨	50g
キウイ	50g
ハイビスカスティー	100ml
蜂蜜	20g
ゼラチン	4g

作り方
1. 果物は皮をむいて2〜3mmの厚さの輪切りにする。
2. キウイをハイビスカスティーでさっと茹でる。
3. 2のハイビスカスティーに蜂蜜を入れて火にかけ、沸騰したら火を止める。ゼラチンをふりいれて溶かし、冷ます。
4. 3を1/3取って果物と混ぜる。
5. 容器に3を少し入れ、層になるように4を敷き入れる。残りの3をかけ、冷やし固める。

処暑(しょしょ)

立法：清熱潤燥　滋陰補肺
（残暑を取り、夏の疲れた身体に潤いと元気を与え、肺を補う）

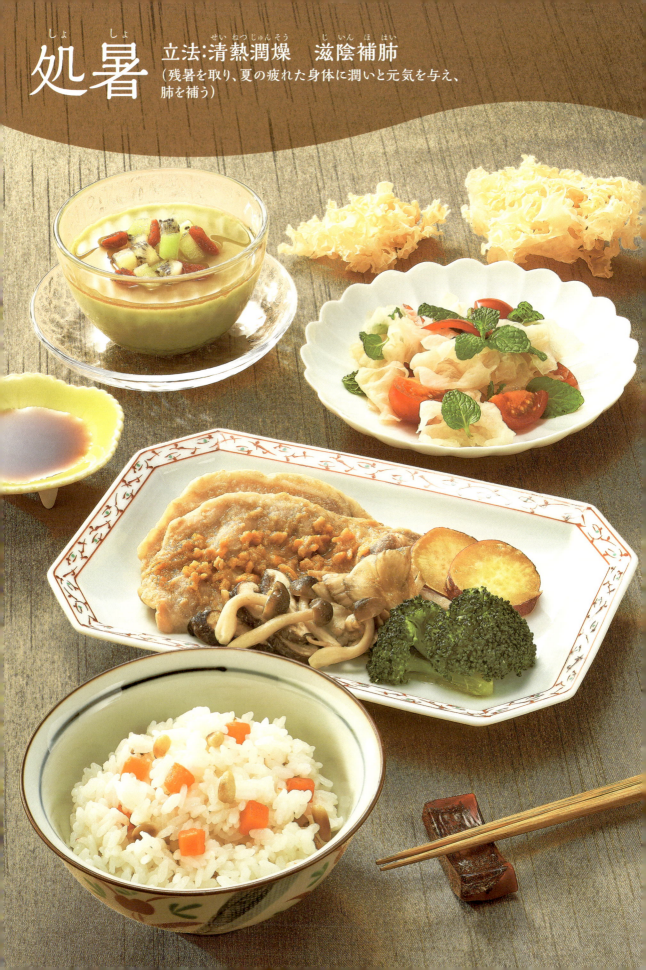

秋の薬膳養生

松の実入りごはん

ようやく暑さがおさまり、残暑の疲れが現れる頃。早めの体調の回復をはかりたいものです。補気の粳米、滋陰の松の実、養血のにんじんを合わせて、気・血・陰陽の不足を補い、夏の暑さで弱っている身体を回復させましょう。

材料
- 粳米……………………………1カップ
- 松の実……………………………20g
- にんじん…………………………30g
- 塩…………………………………少々

作り方
1. 粳米は洗って30分以上水に浸す。
2. 松の実はフライパンで乾煎りする。にんじんは5mm角に切る。
3. 炊飯器に粳米、塩を入れ、水を加減して混ぜる。
4. 2を加えて炊く。

処暑

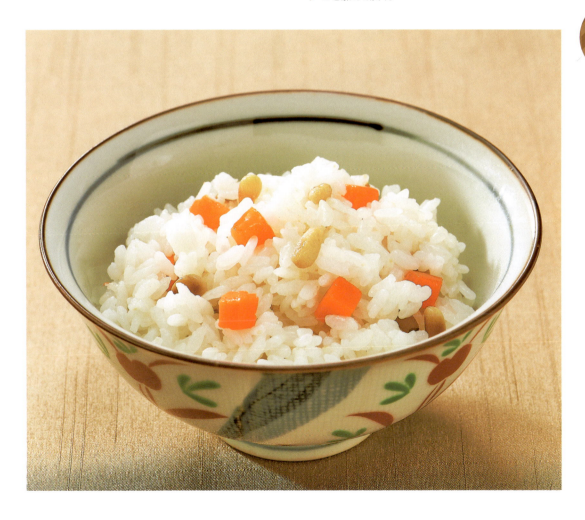

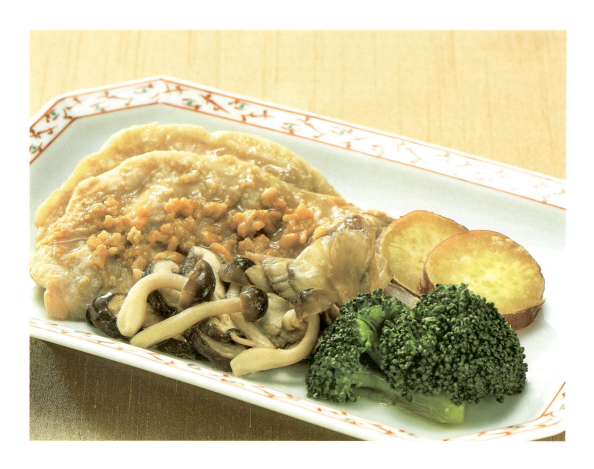

豚肉と野菜の重ね蒸し

豚肉は陰液を滋養し身体を丈夫にします。補気のきのこ類・さつまいも・ブロッコリーと合わせ、さらに胃の働きの向上をはかりましょう。陳皮を加え、香りのよいソースを添えた一品です。

材料

豚薄切り肉（生姜焼き用）	4枚
椎茸	2枚
しめじ、舞茸	各25g
さつまいも	30g
ブロッコリー	4房
陳皮	3g
塩麹	小さじ1
片栗粉	少々
A	
味噌	大さじ1
醤油、みりん	各小さじ2

作り方

1. 豚肉に片栗粉をまぶす。
2. 陳皮は水で戻し、みじん切りにする。Aと合わせ、豚肉にのせて10分ほどおく。
3. きのこ類は食べやすい大きさにし、塩麹を混ぜる。さつまいもは薄切りにする。
4. クッキングシートに豚肉、きのこ類、さつまいも、ブロッコリーの順で重ねて包み、蒸気の上がった蒸し器で10分間、強火で蒸す。

秋の薬膳養生

銀耳とトマトと薄荷の和えもの

早秋には余熱を清める食材を摂りたいもの。滋陰の銀耳、清熱のトマト、涼性の薄荷（ミント）を使い、津液を生じさせましょう。皮膚の乾燥や口渇の緩和が期待できます。

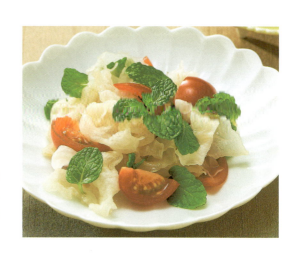

材料
銀耳	6g
ミニトマト	5個
薄荷	2g
A	
酢	大さじ1と1/2
薄口醤油	大さじ1
蜂蜜	小さじ2

作り方
1 銀耳を水で戻し、柔らかくなるまで茹でて食べやすい大きさに切る。
2 ミニトマトを4等分に切る。
3 Aを混ぜて、銀耳、ミニトマト、薄荷を和える。

※銀耳は柔らかく茹でることで舌触りがよくなり、美味しく食べられます。

処暑

抹茶入り豆乳ゼリー枸杞子ソース添え

潤肺止咳の豆乳、滋陰潤肺の枸杞子、清熱止渇のキウイを合わせて、肺を潤し、のどの乾燥や咳を防ぎ、呼吸機能の調節、便秘改善をはかるレシピです。

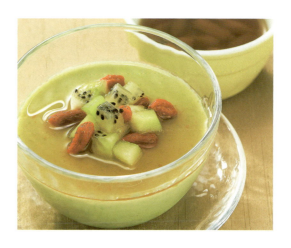

材料
豆乳	1カップ
抹茶	小さじ1/3
枸杞子	10g
キウイ	1/2個
ゼラチン	5g
蜂蜜	大さじ1
砂糖	大さじ1

作り方
1 枸杞子は水大さじ2で戻す。戻した水はとっておく。
2 キウイは5mm角に切る。
3 ゼラチンを水35mlに入れてふやかす。
4 鍋に抹茶と砂糖を入れ、混ぜる。豆乳を加えて温め、3を加えて溶かし、器に入れ2時間冷やす。
5 鍋に枸杞子と戻した水、水50mlを入れて中火にかける。枸杞子が柔らかくなるまで煮たら蜂蜜を加え、ソースを作る。
6 4の豆乳ゼリーの上に2をのせ、5をかける。

白露
はく ろ

立法：滋陰清熱補肺
じ いん せい ねつ ほ はい
（体内の水分を補い、熱を取り、肺を潤し丈夫にする）

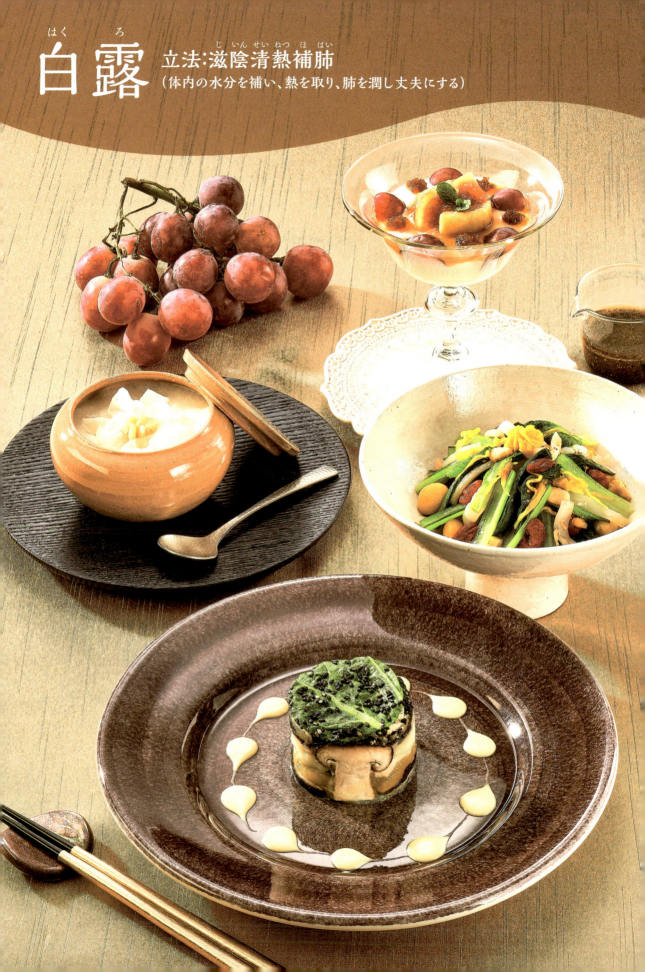

秋の薬膳養生

銀耳と長芋のお粥
ぎんじ

肺に潤いを与え人にする銀耳やほたてを、脾胃を補い疲労改善を促す粳米・長芋と合わせてお粥に。季節の変わり目に弱りがちな、肺と脾にやさしい一品です。

材料
- 銀耳……………………………… 8g
- 長芋……………………………… 70g
- 乾燥ほたて貝柱……… 4〜5個（約20g）
- 粳米……………………………… 1/2カップ
- 中華スープ……………………… 5カップ
- 塩………………………………… 少々

作り方
1. 乾燥ほたて貝柱はさっと洗い、かぶる程度の水に一晩つけて戻しておく。戻した水はとっておく。
2. 銀耳は洗い、ぬるま湯で5分間戻す。一口大に切って、中華スープ2カップで柔らかくなるまで煮る。長芋は1cm角に切る。
3. 鍋に洗った粳米、長芋50g、中華スープ3カップ、ほたて貝柱と戻した水それぞれ半量をほぐし入れ、弱火で煮る。
4. 25分ほど煮たら、米粒が見えなくなる状態までフードプロセッサーにかける。
5. 4に2の銀耳とスープ、残りの長芋、ほたて貝柱と戻した水を加え、20分ほど弱火で煮る。塩で味を調える。

白露

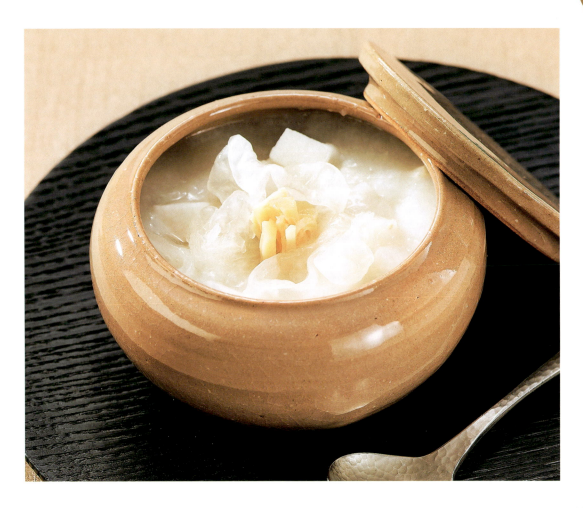

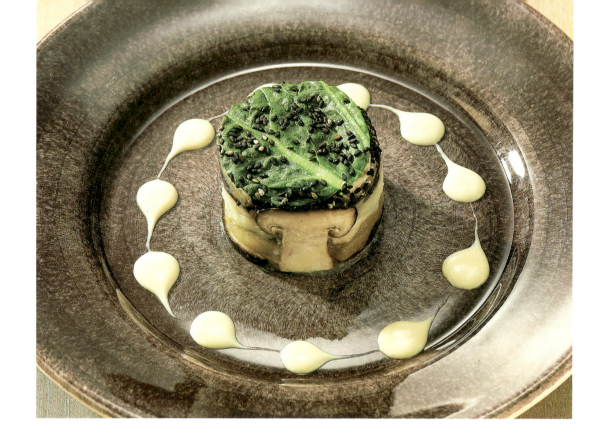

梨と豚の蒸しもの ミルフィーユ仕立て

身体に潤いを与える梨と豚肉に、体内の余分な熱を取り便通をはかる白菜や、気を補うじゃがいも・椎茸を合わせて蒸しものに。白菜は北京では「看家菜」とよばれ、秋から冬によく食べられます。ソースは肺を潤す白胡麻や豆乳をメインに仕上げています。

材料

洋梨	1個
豚ロース薄切り肉	80g
白菜（中葉）	5枚
じゃがいも	80g
干し椎茸（生椎茸でも可）	2枚
黒胡麻	大さじ1/2
蜂蜜	大さじ1
塩	少々

A
豆乳	100ml
練り白胡麻	大さじ2
白味噌、蜂蜜	各大さじ1

作り方

1 洋梨は5mmほどの厚さのくし型切りにし、蜂蜜で焦げないように軽く煮て、冷ましておく。

2 豚肉は幅5cmに切る。白菜はセルクル（8cm）の大きさに合わせて6枚、型を抜く。じゃがいもは茹でたあと、すりつぶしペースト状に。干し椎茸は水で戻し、3mmの厚さの薄切りにする。

3 広げたラップの上にセルクルを置き、下から白菜、じゃがいもペースト、椎茸、洋梨、豚肉の順で2回重ねる。2巡したら上に白菜を重ね、下に敷いたラップでそのままセルクルを包み、蒸気の上がった蒸し器に入れる。中火で20分間蒸したあと、黒胡麻をかけ、セルクルから外す。

4 Aを混ぜて弱火にかけ、塩で味を調えソースを作り、蒸し上がった3に添える。

小松菜と菊花の和えもの

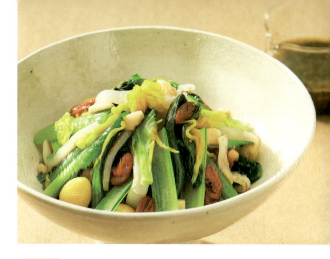

滋陰潤肺の小松菜や、風の熱邪が取る菊花が中心とした和えものです。養血のいかや落花生、目の疲労や咳によい枸杞子、咳の改善を促す銀杏を合わせています。菊花は菊花酒として、9月9日の「重陽の節句」に楽しまれる食薬でもあります。

材料

小松菜	3束
食用菊	10g
いか（刺身用）	20g
煎り落花生、枸杞子	各15g
銀杏	8個

A
すり黒胡麻	大さじ1
ごま油	大さじ1
かつおだし汁	大さじ5
塩	少々

作り方

1. 枸杞子は柔らかくなるまでぬるま湯で戻し、水気を切る。いかは軽く炙り、細切りにする。
2. 小松菜は固めに茹で、5cmの長さに切る。食用菊はさっと茹で、水気を軽く絞っておく。銀杏は煎ったあと殻を外し、落花生は軽くたたいてつぶしておく。
3. Aをよく混ぜて、合わせだしを作る。
4. 1と2をさっくり混ぜ合わせ、3で和え、味を調える。

白露

無花果と竜眼肉の杏仁豆腐 蜂蜜ソースがけ

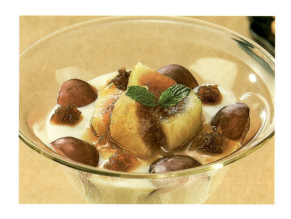

肺を潤し、呼吸を順調に保つ杏仁を主とした杏仁豆腐です。のどや肺を潤し気力もつける蜂蜜をベースとしたソースに、胃や大腸を整える無花果、養血の竜眼肉・ぶどうを加えています。

材料

無花果	1個
竜眼肉	30g
杏仁粉	大さじ2
ぶどう	5粒
牛乳	300ml
蜂蜜	大さじ3
粉寒天	小さじ1
紹興酒	大さじ1
薄荷	適量

作り方

1. 竜眼肉を少量の湯で戻し、みじん切りにする。無花果は2cm角に切る。
2. 鍋に粉寒天と水100mlを入れて混ぜ合わせ、透きとおるまで弱火で煮溶かす。
3. 別の鍋に杏仁粉、牛乳を入れ、沸騰しないように弱火にかける。粉っぽさがなくなったら、ダマにならないようにゆっくりと2に混ぜ合わせ、弱火にかける。とろみが出たら火を止める。
4. 3を一度濾したあと、粗熱をとって器に盛り、冷蔵庫で1時間ほど冷やし固める。
5. 蜂蜜、紹興酒、水大さじ5を混ぜ合わせたあと、竜眼肉を加え、全体にとろみが出るまで弱火にかけてソースを作る。
6. 4に無花果とぶどうを盛りつけ、5のソースをかける。好みで薄荷の葉を飾る。

秋分

しゅう ぶん

立法：滋陰潤肺　調和陰陽

じ いんじゅん ぱい　ちょう わ いんよう

（肺に潤いを与え、陰陽のバランスを調和する）

ほたて貝柱と松の実の粥

秋分の時期は陰陽慣化の時期で、まだ陰と陽との大きな偏りはありません。それに合わせ、献立も陰陽の調和の取れたものにします。気を補う粳米、陰を滋養するほたて・松の実と、陰陽どちらも使ったお粥です。肺を潤すので、空咳をおさえるのにも効果的。

材料

粳米	1/3カップ
乾燥ほたて貝柱	2個
松の実	10g
大葉	3枚
梅干し	1個
塩	適量

作り方

1. 乾燥ほたて貝柱は水100mlで戻し、ほぐす。
2. 1のほたて貝柱を戻した水に、さらに水を加えて600mlにしておく。
3. 大葉は千切りにする。梅干しは種を取り除き、果肉を包丁で細かくたたく。
4. 鍋に粳米、1のほたて貝柱と2で増やした戻し水を入れ、火にかける。沸騰したら弱火にする。
5. 30分間炊いたら松の実を加える。さらに5分間炊いて火を止め、塩で味を調える。
6. 5を器に盛り、3を天盛りに添える。

秋の薬膳養生

秋分

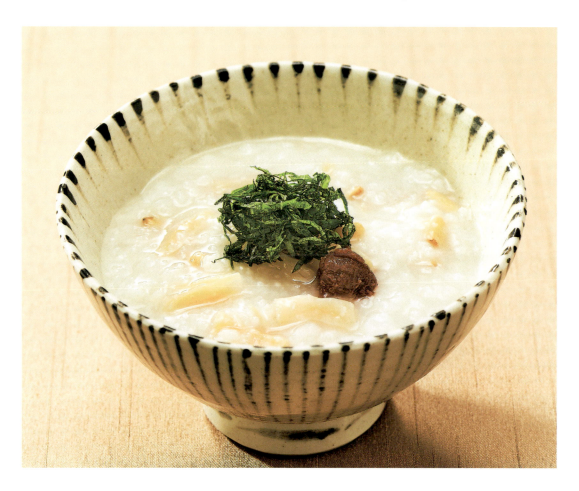

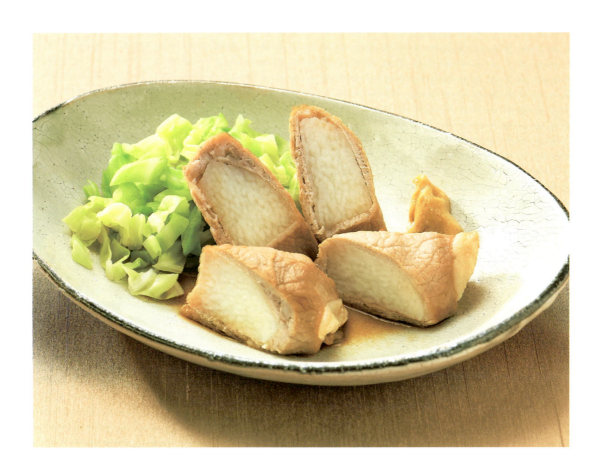

長芋の豚肉巻き

長芋とキャベツは肺・脾・腎の気を補養します。豚肉は陰液を滋養して身体の乾燥を潤し陰陽のバランスを取り、体調を整えて体力をつけます。

材料

- 長芋……… 120g（直径6cmほどのもの）
- 豚薄切り肉…………………… 8枚（160g）
- キャベツ………………………………… 3枚
- サラダ油……………………………小さじ2
- 練り辛子………………………………適量
- 塩………………………………小さじ1

A
- 醤油、みりん、清酒………各大さじ1
- 陳皮（ちんぴ）………………………………… 2g

作り方

1. 長芋は縦に4等分にする。キャベツは1cm幅に切って、塩を加えた熱湯で湯がく。Aの陳皮は水小さじ1で戻しておく。
2. 豚肉を2枚1組として長芋の長さに合わせ、長芋を巻く。
3. フライパンにサラダ油をひいて熱し、2の巻き終わりを下にして並べ、中火で焼く。3分ほどしたら裏返し、Aと水大さじ1を混ぜ合わせたものを加える。蓋をして7〜8分間、弱めの中火で蒸し焼きにする。
4. 器に食べやすい大きさに切った3とキャベツを盛り、練り辛子を添える。

きのこのチーズサラダ

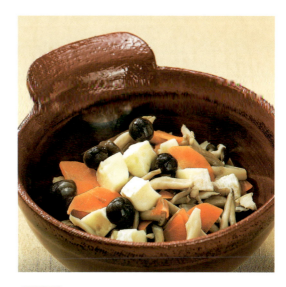

チーズは陰液を養い、肺・大腸を潤します。養血のにんじんは肺気を収斂し、咳を止めます。きのこ類は気を補います。これらを合わせることで、口渇・空咳・乾燥による便秘の緩和をのぞめるサラダです。

材料
- カマンベールチーズ……………………60g
- しめじ、舞茸……………………各100g
- にんじん……………………………30g
- 塩……………………………………少々

作り方
1. カマンベールチーズは7〜8mm角に切る。
2. しめじ、舞茸はほぐして乾煎りする。
3. にんじんは薄い半月切りにして下茹でする。
4. 1〜3を混ぜ合わせ、塩で味を調える。

黒胡麻杏仁ドリンク

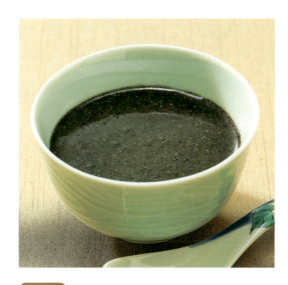

黒胡麻・杏仁は大腸を潤して便通をよくします。杏仁は肺を潤して痰を出しやすくするため、咳をやわらげるのにも効果的です。

材料
- 黒胡麻ペースト……………………小さじ2
- 杏仁粉、蜂蜜……………………各大さじ1
- 葛粉……………………………小さじ2

作り方
1. 鍋に黒胡麻ペーストと水50mlを入れ、よく混ぜ合わせる。
2. 1に杏仁粉、葛粉、水250mlを加え、さらによく混ぜ合わせる。
3. 2を中弱火にかけ、かき混ぜながら加熱する。沸騰したら火を弱め、さらに1分ほどかき混ぜてから火を止める。
4. 蜂蜜を加えて溶かし、カップに注ぐ。

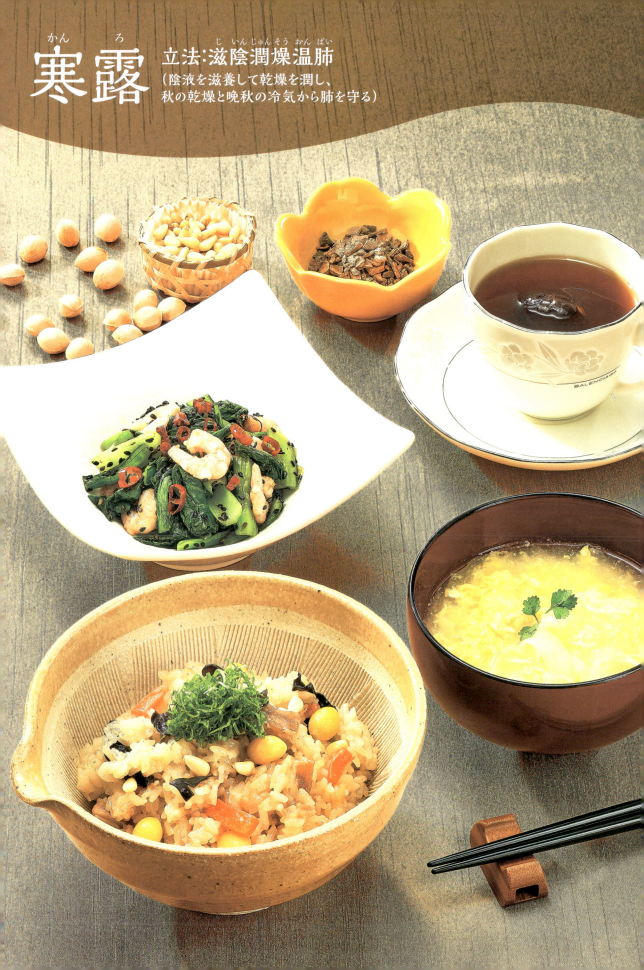

寒露
かんろ

立法：滋陰潤燥温肺
じ いんじゅんそう おん ぱい
（陰液を滋養して乾燥を潤し、秋の乾燥と晩秋の冷気から肺を守る）

松の実入りおこわ

秋の後半になり、冬に向かうにつれて乾燥した寒気が出てきます。身体を補気する時期なので、補気温脾の糯米と、温性で滋陰の松の実、滋陰の豚肉を組み合わせたおこわに仕立てました。滋陰潤肺と補脾益気をします。

材料

糯米	1カップ
松の実	大さじ1
豚薄切り肉	80g
にんじん	40g
銀杏（ぎんなん）	10個
黒木耳（くろきくらげ）	3g
大葉	4枚
醤油	小さじ1
塩	小さじ1/3

作り方

1. 黒木耳は水で戻し、細かく切る。松の実は乾煎りする。にんじんは千切りにする。銀杏は皮をむいて茹でる。
2. 豚肉を1cm幅に切り、醤油で炒りつける。
3. 糯米は洗って水1カップに30分間浸す。
4. 炊飯器に糯米、松の実、にんじん、黒木耳、豚肉、塩を入れて炊く。
5. 炊きあがったら銀杏を混ぜ込む。千切りにした大葉を飾る。

秋の薬膳養生

寒露

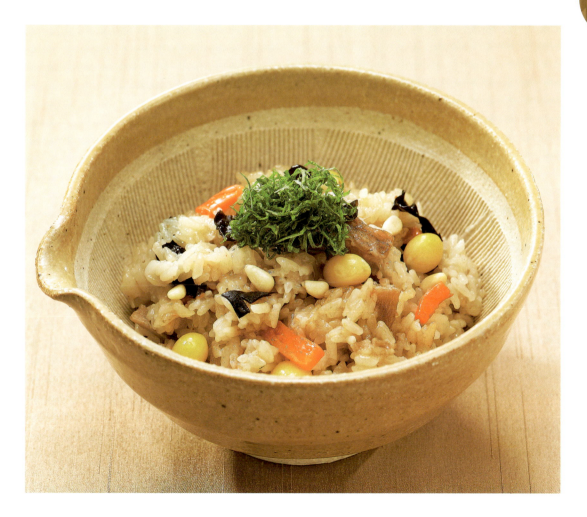

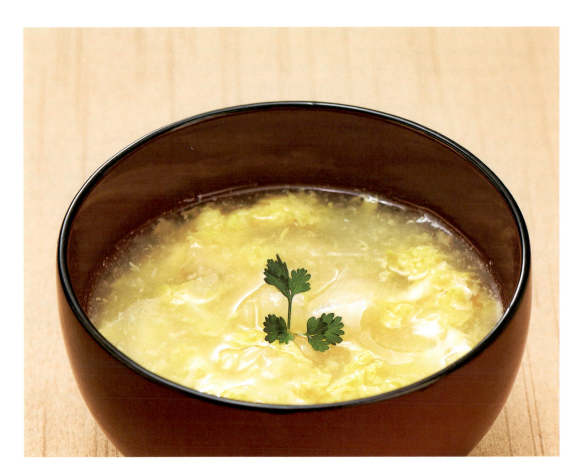

銀耳と卵のスープ
ぎんじ

銀耳と卵で秋の乾燥の滋陰潤燥をはかります。ねぎと三つ葉の温性でこの時期の寒さを取り除きましょう。

材料

銀耳	5g
卵	1個
ねぎ（白い部分）	1本分（60g）
三つ葉	5g
中華スープ	300ml
塩	小さじ1/2
黒胡椒	少々

作り方

1 銀耳は水で戻し、小さく切る。
2 ねぎは1cm幅の斜め切りにする。卵は溶きほぐしておく。
3 中華スープに1の銀耳と2のねぎを入れ、ねぎが煮えるまで沸騰させる。そこに溶き卵を流し入れ、かき卵にする。
4 塩、黒胡椒で味を調え火を止める。器に盛り、三つ葉を散らす。

秋の薬膳養生

海老（えび）と小松菜の黒胡麻酢

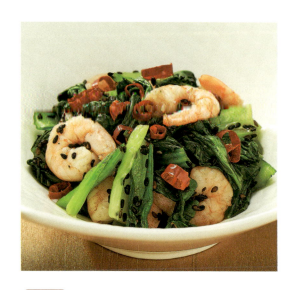

冬に備え、温陽補腎（おんようほじん）の海老を使ったレシピです。小松菜には肺を潤し、同時に咳をおさえる働きがあります。黒胡麻は滋陰潤燥（じいんじゅんそう）で秋の乾燥症状を緩和し、便通も促します。

材料

海老（むき身）	60g
小松菜	100g
黒胡麻	10g
唐辛子	1本

A
米酢	大さじ1
砂糖	小さじ1
醤油	小さじ1
唐辛子粉	少々

作り方

1. 海老は塩ひとつまみと片栗粉（分量外）をまぶして茹でる。黒胡麻はフライパンで煎る。
2. 小松菜は茹でて、3cmの長さに切る。
3. Aを混ぜて、合わせ酢を作り、1と2を和える。
4. 唐辛子を輪切りにして種を抜き、3に散らす。

寒露

なつめとシナモン入り紅茶

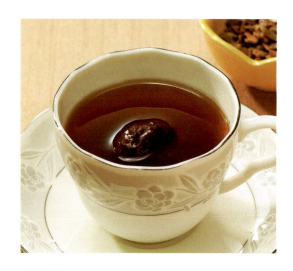

晩秋の寒さには、身体を温める紅茶がおすすめ。補気助陽通脈（ほきじょようつうみゃく）の臟腑を温めるなつめ・肉桂（にっけい）（シナモン）を合わせて使っています。

材料

なつめ	2個（計15g）
シナモンパウダー	少々
紅茶	3g

作り方

1. なつめを水3カップに入れ、弱火で30分間煎じる。
2. 1の煎じ液で紅茶をいれる。
3. 2分ほど蒸らしたらシナモンパウダーを入れる。

111

霜降(そうこう)

立法：補肺益衛潤燥(ほはいえきえいじゅんそう)
（肺を補い、身体を守る衛気の働きを益し、潤いを与える）

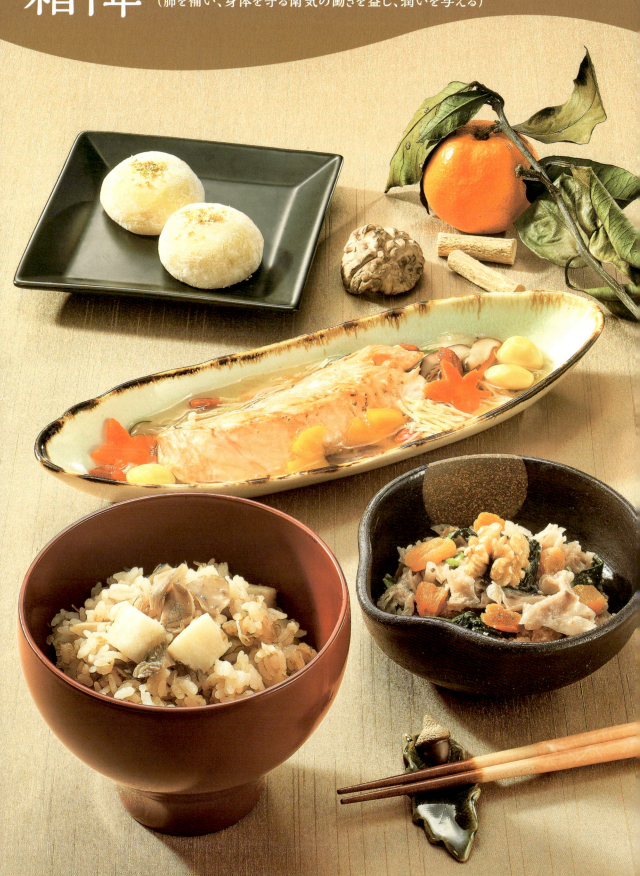

秋の薬膳養生

黄耆入り山芋舞茸ごはん
おうぎ

秋の燥気と霜が降りはじめるような寒気のため、咳が出たり、寒さでかぜをひきやすくなる時期。
補気でかぜ予防の働きをする黄耆や、肺を養い咳を止める山芋を使ってごはんにしましょう。

材料

粳米（うるちまい）	1カップ
黄耆	6g
山芋	60g
舞茸	40g
乾燥ほたて貝柱	10g

A
- 清酒 …… 大さじ1
- 醤油 …… 大さじ1/2
- 塩 …… 小さじ1/4

作り方

1 黄耆と水2カップを中火にかけ、1カップの分量になるまで煎じる。
2 粳米は洗ってザルにあげる。
3 乾燥ほたて貝柱はひたひたの湯で戻す。山芋はこすり洗いし、1.5cm角に切る。
4 舞茸は石づきを取り、ばらして刻んだらAと混ぜ合わせる。
5 炊飯器に1と2を入れて水を加減し、3、4をのせ平らにならして炊く。

霜降

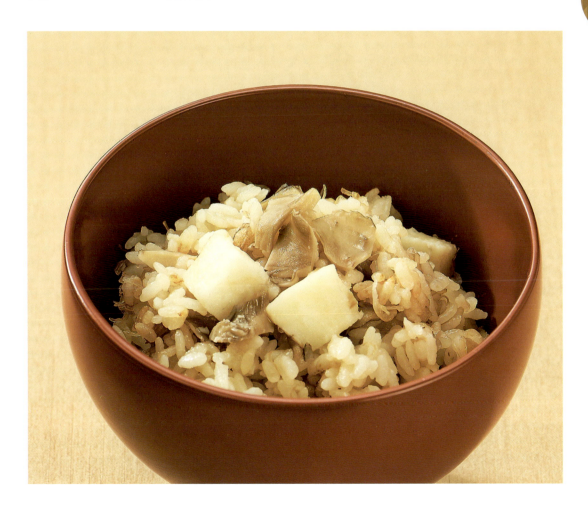

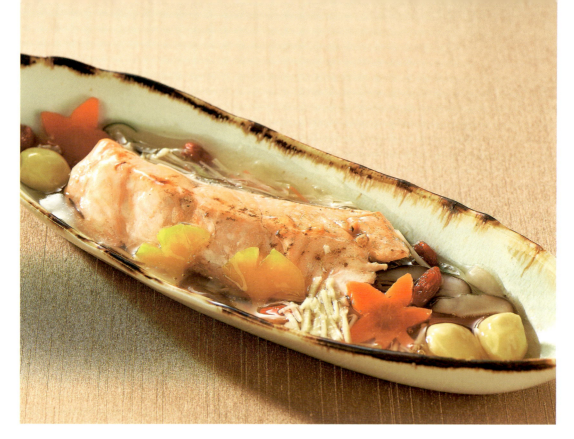

秋鮭の銀杏入り錦あんかけ
（あきざけ ぎんなん にしき）

この時期は寒さで身体が冷えないように、身体を温める鮭やねぎを使いましょう。肺を滋養する枸杞子や銀杏・にんじん、補気のきのこ類と、赤・黄・緑の食材で色づいた落ち葉の錦模様を表した、季節感ある一品です。

材料

秋鮭	2切れ
茹で銀杏	6個
ねぎ	20g
にんじん	20g
枸杞子	10g
椎茸	1枚
えのき茸	20g
生姜	1かけ
パプリカ（黄）	20g
片栗粉	大さじ1
清酒、醤油	少々
かつおだし汁	300ml
A 薄口醤油	小さじ1
塩	少々

作り方

1. 鮭は食べやすい大きさに切り、清酒と醤油で下味をつける。
2. ねぎは斜め薄切り、椎茸は軸を取って薄切り、えのき茸は石づきを取り半分の長さに切る。枸杞子は少量の水で戻す。生姜は千切りにする。
3. にんじんは紅葉形に4枚切り、残りは千切りに。パプリカはイチョウの形に切る。
4. 鍋にかつおだし汁を入れ、2、3を加えて中火で煮る。火が通ったらAを、沸騰したら水溶き片栗粉を加える。とろみが出たら、茹で銀杏を加える。
5. フライパンにクッキングシートを敷き、1をのせて蓋をする。両面が焦げないように、中火で蒸し焼きにする。
6. 器に盛り、4をかける。

※生の銀杏を使用する場合は、殻を割って実を取り出し、ひたひたになる量の湯を沸かした鍋に入れ、弱火で玉杓子でころがしながら薄皮をむいてください。むけないところは指できれいにむきます。

銀耳と杏の胡桃酢和え
<small>ぎんじ あんず くるみ</small>

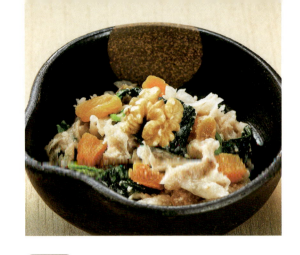

銀耳・杏・小松菜には肺や大腸を潤し、咳をおさえる働きがあります。肺腎を温補する胡桃を加え、和えものに。酢の酸味と蜂蜜の甘味も組み合わせて、身体を潤す働きを増しています。

材料
銀耳	5g
干し杏	4個
小松菜	1株（50g）
胡桃	30g
A	
酢	大さじ2
蜂蜜	大さじ1
塩	小さじ1/3

作り方
1. 銀耳は水で戻し、食べやすい大きさにちぎる。茹でて水洗いしザルにあげ、水気を絞る。
2. 小松菜は熱湯で色よく茹で、水に取ってから絞り、2cmの長さに切る。杏は1cm角に切る。
3. 胡桃を煎る。飾り用に2個分けておき、残りはすりつぶして粗い粉状にする。粉状にした胡桃はAと混ぜ合わせる。
4. 3に1、2を加えて和える。器に盛り、分けておいた胡桃を飾る。

秋の薬膳養生　霜降

栗あんみかん大福

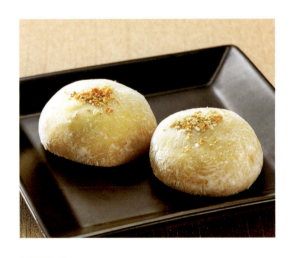

冬に向かうにつれさらに寒くなってくる時期。身体を温める食材を合わせたおやつはいかがでしょう。糯米から作られる白玉粉と栗は気を補い温めます。気の巡りを促進し臓腑を温め、痰飲を取り除く陳皮を添えた大福です。みかんのよい香りとジューシーで柔らかい食感が楽しめます。

材料
白玉粉	50g
みかん（大）	1個
砂糖	5g
陳皮	2g
栗あん（市販品）	60g

※みかん1個には平均して10房程度入っています。このレシピでは、果汁50mlとみかん4房を使いますので、みかん1個だと果汁がギリギリかちょっと足りないくらいになります。みかんは2個、もしくは大きめのものを1個用意してください。

作り方
1. みかんは中のあんに入れるための果肉を4房分けておく。残りは絞って果汁にする。
2. 栗あんを4等分にし、みかんを1房ずつくるんで丸める。
3. 白玉粉に砂糖と1の果汁50mlを加え、よく混ぜ合わせる。耐熱容器に入れラップをし、レンジ600Wで1分間加熱する。
4. 3を取り出して混ぜ、再び600Wで30秒～1分間加熱し、かき混ぜる。
5. 手を水で濡らし、4等分した4で2を1つずつ包む。片栗粉（分量外）の上におき、大福の形を作る。上から粉にした陳皮をかける。

Column_05
中薬の購入方法

　薬膳に使う中薬は漢方薬局で手に入ります。1種類につき約100〜500g単位で販売されており、種類にもよりますが1,000〜3,000円ほどのものが多いようです。少量パックを用意しているところもあるので、たずねてみるとよいでしょう。

　最近では、食品スーパーやインターネットで購入できるものも増えています。ものによっては、中国・韓国やインドの食材専門店、デパートの食料品売り場、中国茶専門店でも扱っているところがあります。

　手に入りづらいものについては、漢方薬局または中国食材専門店などに問い合わせてみることをおすすめします。

監修者が学院長を務める本草薬膳学院でも取り扱っていますので、ご利用ください。メールでのお問い合わせが便利です。

本草薬膳学院
〒103-0026
東京都中央区日本橋兜町22番6号
マルカ日甲ビル2階

http://honzou.jp
FAX：03-3662-3800
Email：yakuzen@honzou.jp

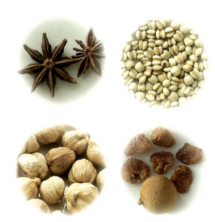

|第|10|章|

冬の薬膳レシピ

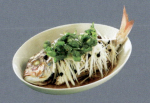
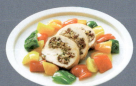
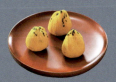
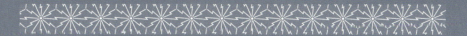

第10章 冬の薬膳レシピ

◆ 冬と身体

陰陽	特徴	五化	五行	六気	六淫	五臓
陰盛陽潜 （いんせいようせん）	寒潤下行	貯蔵	水	北風・東北風	寒邪・燥邪・風邪	腎

　1年で最も寒く、大地が凍結し、草木が枯れる冬。動物は冬眠に入ります。人間も「天人合一（てんじんごういつ）」に従って身体の陰陽消長が緩慢になり、身体を休ませる時期となります。

　冬は寒くて乾燥しています。寒気によって身体の陽気が阻滞され、冷え、痛み、しもやけなどの症状が現れます。また、気血の循環が悪くなるため、関節や筋肉のこわばり、高血圧、心臓・脳血管疾患などの発病率が上昇。雨や雪があまり降らず空気が乾燥するため、口や鼻の乾燥、のどの痒み・疼痛・渇き、皮膚の乾燥なども現れます。そこに北風も吹くため、1年で最も過ごしにくい季節となります。

　冬は五臓のうち、腎が最も盛んになります。腎は全身の陰陽の源である精気を貯蔵しつつ骨・脳と関連し、全身の水を司っているので、骨・関節の痛み・冷え・こわばり、頻尿などの症状が多くなります。また前章でも述べたように、肺は滋潤・温暖を好み乾燥を嫌う特徴があるので、寒気・乾燥の邪気は肺にとって最も忌むべきもの。乾燥する冬によく咳嗽・咯痰・喘息・胸痛などの症状が現れるのはこのためです。

　養生としては「蔵」、すなわち養い、精を貯蔵することが重要とされています。腎を補養すること、身体を温めることや、気血の通経活絡などを考慮した献立を考えましょう。とくに子ども・女性・高齢の方は、身体を温めるように気をつけてください。体質を強くし抵抗力を高めるため、適度な運動をして、養生に努めるようにしましょう。また、感情の激しい変動が起こらないようにコントロールし、ストレスを解消して、精神的な安静を保つことが大事になります。

　冬は身体を養うのに最もよい季節といわれています。献立を立てる際の原則として大事なのが「補う」こと。よく「秋冬養陰（しゅうとうよういん）」といわれるように、冬のあいだは腎陽を温補し、腎陰を滋養しましょう。

◆ 薬膳処方

①腎陽を補う作用のある食薬がおすすめです

　腎陽を補うためには、温性・熱性で辛味・鹹（かん）味・甘味の食薬を使います。
　「水」に属する腎を温めると、精気を貯蔵する働きが補われ吸気を収める働きと水を司る働きがよくなります。

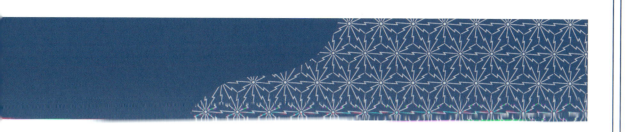

②腎陰を養う作用のある食薬がおすすめです

腎陰を養うためには、平性・涼性で甘味・酸味・鹹味の食薬を使います。

1年のなかで、春は肝を疏泄するために陰に属する肝血に営養を提供します。夏は暑いため、気と陰に属する津液や血を消耗します。続く秋は乾燥が主気となり、さらに津液を消耗してしまいます。このように、1年を通して腎に貯蔵している精気は多く消耗されています。そのため、冬は腎を滋養することが重要になります。

◆ 冬によく用いる食薬一覧

分類	効能	食薬
辛温解表	身体を温める	【食材】ねぎ・生姜・大葉・香菜・茗荷・三つ葉 【中薬】桂枝・紫蘇・防風・香薷
温裏		【食材】にら・韮子・ピーマン・唐辛子・黒砂糖・山椒・鱮魚・草魚・鮭・鯵・鱒 【中薬】肉桂・乾姜・高良姜・丁香・艾葉・茴香（大茴香・小茴香）
補陽	腎陽を補う	【食材】胡桃・羊肉・鶏肉・鹿肉・海老・なまこ 【中薬】菟絲子・鹿茸・紫河車・肉蓯蓉・杜仲・冬虫夏草・蛤蚧
滋陰	腎陰を養う	【食材】小松菜・アスパラガス・百合根・いちご・銀耳・胡麻・牛乳・卵・鴨肉・豚肉・スッポン・鮑・ムール貝・牡蠣・マテ貝 【中薬】玉竹・黄精・女貞子・麦門冬・石斛・枸杞子・桑椹
補気	腎陽を補う	【食材】粳米・糯米・長芋・じゃがいも・キャベツ・カリフラワー・いんげん・椎茸・栗・蜂蜜・鶏肉・牛肉・豚の胃袋・真魚鰹・鰻・鰯・鰹・鯖・鱸 【中薬】吉林人参・西洋参・党参・太子参・黄耆・山薬・白朮・なつめ・扁豆
養血	血を営養し 腎陰を養う	【食材】ほうれん草・にんじん・落花生・ライチ・ぶどう・豚レバー・豚足・いか・たこ 【中薬】熟地黄・当帰・何首烏・竜眼肉・阿膠

119

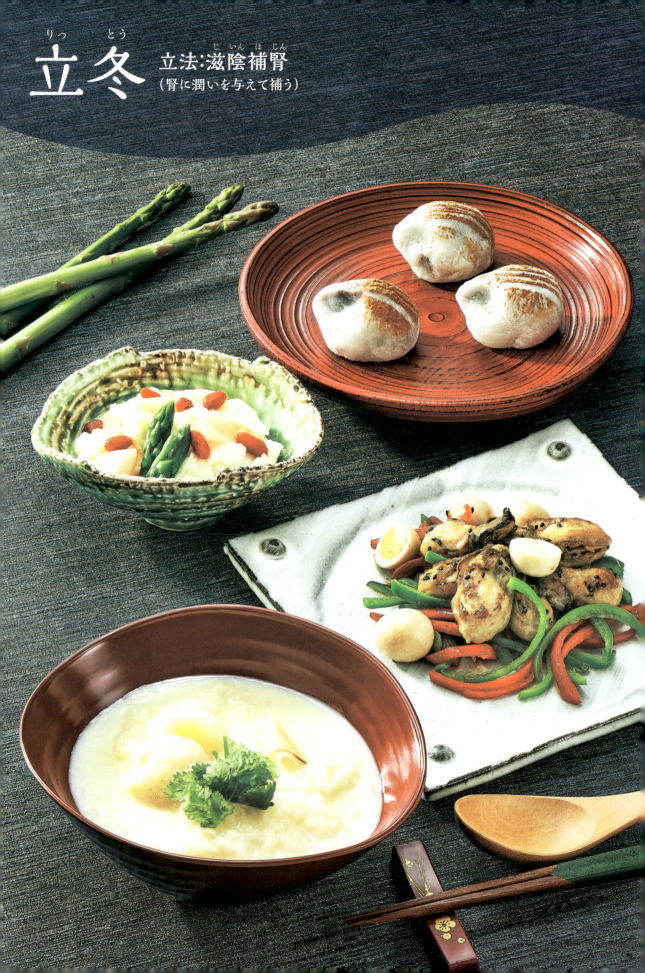

立冬（りっとう）
立法：滋陰補腎（じいんほじん）
（腎に潤いを与えて補う）

百合根と豆乳のお粥

百合根は精血を養って腎陰を、豆乳は身体を滋養します。脾胃の気を補う粳米のお粥は、冷えて乾燥しやすい冬におすすめ。生姜を少し加えることで、温める働きをさらに高めています。

材料

粳米	1/2カップ
百合根	1個
豆乳	100ml
生姜	3g
白味噌	大さじ1
香菜	少々

作り方

1. 百合根は変色したところを取り、1枚ずつ剥がして洗う。
2. 粳米を洗う。生姜は洗って薄切りにする。
3. 鍋に粳米、生姜、水600mlを入れ、強火にかける。沸騰したら百合根を加えて蓋をし、ときどき混ぜながら弱火で炊く。
4. 粥が柔らかく炊けてきたら生姜を取り除き、豆乳と白味噌を加えてひと煮立ちさせる。
5. 4を器に盛り、香菜を添える。

冬の薬膳養生

立冬

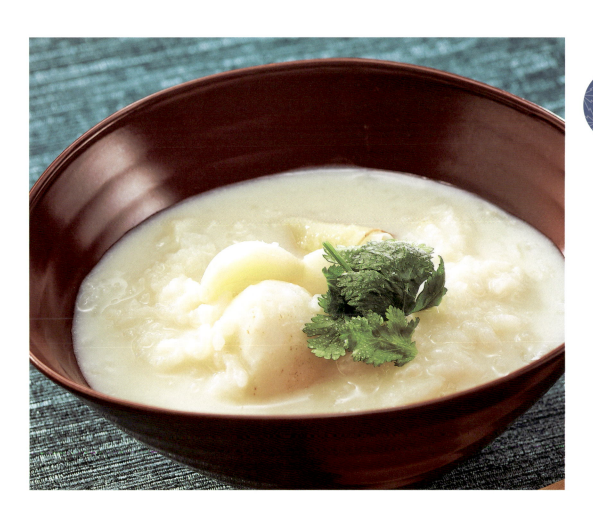

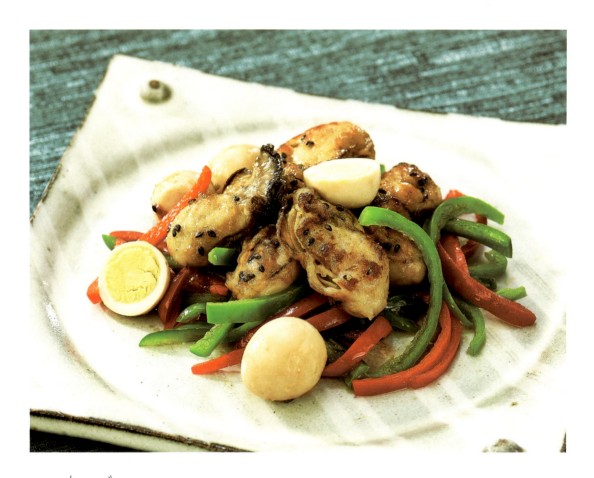

牡蠣とうずら卵の胡麻胡椒焼き

冬の味覚である牡蠣は、陰液を滋養して虚弱を補い、腎陰を養います。同じく精血を滋養し肝腎を補ううずらの卵と黒胡麻を合わせて、効果を高めましょう。ピーマンと胡椒は脾胃を温める働きがあります。

材料

- 牡蠣（むき身）……………………約150g
- うずらの卵……………………………10個
- ピーマン（緑・赤）………………各1個
- 黒胡麻………………………………大さじ1
- 小麦粉…………………………………適量
- バター…………………………………20g
- ゆず胡椒……………………小さじ1/4
- 醤油………………………………大さじ1/2
- 塩、サラダ油…………………………少々

※ゆず胡椒が手に入らなければ、黒胡椒を適量使ってください。

作り方

1. 牡蠣は薄めの塩水で汚れを洗い落とし、水分をよく拭いておく。うずらの卵は茹でて、殻をむいておく。
2. 牡蠣に薄く小麦粉をまぶす。
3. フライパンに半量のバターを入れて、中火にかける。あまり熱くならないうちに2を重ならないよう並べて片面に焼き色をつける(焼き目がつくまでさわらない)。
4. 焼き目がついたら裏返し、残りのバターを加えて軽く焼き色をつける。
5. 4にうずらの卵、黒胡麻、ゆず胡椒、醤油を加え、軽く炒め合わせる。
6. ピーマンは細切りにする。塩とサラダ油を加えた湯で湯通しして付け合わせにする。

ほたて貝柱の卵白炒め

滋陰類のほたて・アスパラガス・卵・枸杞子・牛乳は陰液を補い、肺を滋養強壮して肺を潤します。どれも乾燥する冬におすすめの食薬です。

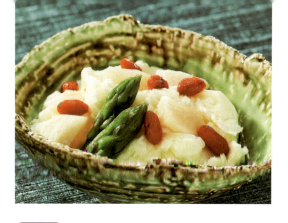

材料
ほたて貝柱	4個
アスパラガス	2本
卵白	2個分
枸杞子	大さじ1
牛乳	25ml
生クリーム	10ml
塩	少々
片栗粉	大さじ1/2
サラダ油	大さじ1

※ほたて貝柱は生のものでも冷凍のものでもよいでしょう。

作り方
1. アスパラガスは根元の固い部分を取り、色よく茹でて食べやすい長さに切る。ほたて貝柱は軽く湯通しして半分の厚さに切る。
2. 枸杞子は柔らかくなるまで水で戻し、水気を切る。
3. ボウルに牛乳、生クリーム、塩、片栗粉を入れてよく混ぜ、軽く溶きほぐした卵白と1を加えてさらに軽く混ぜる。
4. フライパンにサラダ油をひいて熱し、弱火にして2と3を入れ、ヘラでゆっくりと底から混ぜ返しながら炒める。固まってきたら、すぐに器に盛りつける。

シナモン亥の子餅

亥の子餅は、無病息災と豊穣の願いを込めて立冬に作る伝統菓子です。腎は冬に働きを盛んにし、精を封蔵する臓。養生のため、あんに腎陰を滋養する松の実・干しぶどうを加えます。腎陽を温める肉桂（シナモン）で模様をつけ、亥の子らしく仕上げましょう。

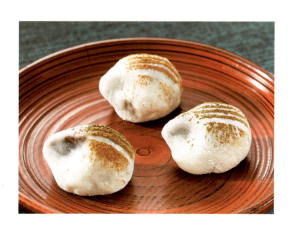

立冬

材料（6個分）
小豆あん	100g
松の実	大さじ1
干しぶどう	大さじ1/2
シナモンパウダー	小さじ1/4
白玉粉	50g
甜菜糖	80g

作り方
1. 小豆あんに干しぶどう、シナモンパウダー、軽く煎った松の実を加えて弱火にかけ、焦げつかないように底から混ぜて、あんを作る。2分ほど練り、水分を少し飛ばす。
2. 1をバットに広げ、ラップをかけて冷蔵庫で冷やす。扱いやすい固さになったら6等分して丸める。
3. 白玉粉と水80～100mlをダマにならないようによく混ぜ、甜菜糖を加えてさらに混ぜる。耐熱容器に入れラップをし、レンジ600wで2分間加熱する。
4. 3を取り出して濡らしたヘラでよく混ぜる。再びラップをかけて600wで1分間加熱し、濡らしたヘラでさらに混ぜる。生地に透明感とつやが出てくればよい。
5. 片栗粉（分量外）をふったラップに4を取り出し、上からも片栗粉をまぶして生地を手で伸ばす。ラップをかけて冷蔵庫で30分ほど冷やす。
6. 6等分にした5で2を包み、亥の子の形に整える。シナモンパウダー（分量外）で模様をつける。

※小豆あんは粒あんでもこしあんでもよいでしょう。

小雪
しょう せつ

立法：温補腎陽
おん ほ じんよう

（腎を温め陽気の働きを高める）

冬の薬膳養生

天津甘栗と生姜のごはん
(てんしんあまぐり しょうが)

糯米は粳米よりも身体を温め気を補う働きが強いため、寒い時期におすすめです。栗も脾や腎を温め、気を補います。辛味・温性で芳香がある生姜は、身体を温める働きを高めるとともに、気の巡りをよくします。

材料
- 天津甘栗……………………………… 10個
- 生姜……………………………………… 2g
- 粳米、糯米………………………各1/2カップ

作り方
1. 甘栗は鬼皮と渋皮をむいておく。生姜は細い千切りにする。
2. 粳米と糯米は合わせて洗い、60分ほど水に浸す。
3. 炊飯器にすべての材料を入れ、水を加減して炊く。炊きあがったらさっくりと混ぜ込む。

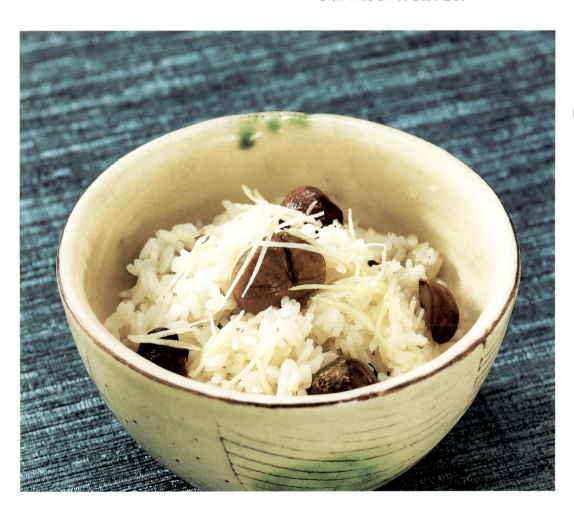

小雪

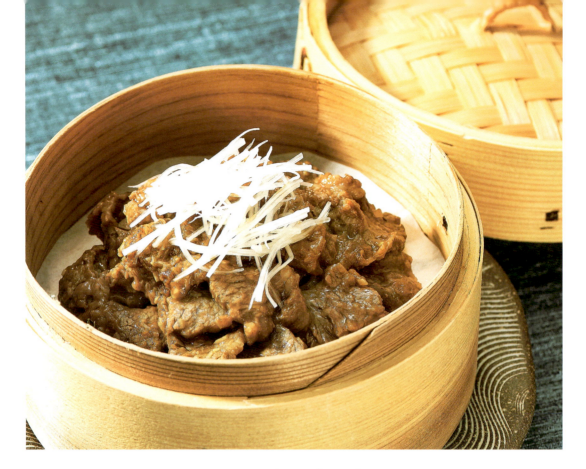

牛肉の五香粉蒸し

牛肉は気血を補い、身体を強壮にします。五香粉・ねぎ・生姜・にんにく・豆板醤（唐辛子）はどれも辛味・温性で、身体を温めて陽気を巡らせます。寒さから身体を守るレシピです。

材料

牛肉（モモ、カルビなど好みで）	120g
ねぎ	10g
生姜、にんにく	各2g
五香粉	小さじ1/4
上新粉	大さじ1

A
料理酒、豆板醤	各小さじ1
醤油、砂糖	各小さじ1/4
甜麺醤	大さじ1/2
鶏がらスープ	大さじ1（15ml）

作り方

1. 牛肉を1.5cm幅ほどの食べやすい大きさにし、Aをよく混ぜ合わせたものに30分ほど漬けて下味をつける。
2. みじん切りにしたねぎ、生姜、にんにくを1に加えて混ぜ、次に五香粉と上新粉も加えてよく混ぜる。
3. セイロの底にクッキングシートを敷き、蒸気が通りやすいよう牛肉をふんわりと盛る。
4. 蒸気の上がった蒸し器で15分ほど、強火で蒸す。蒸しあがったら白髪ねぎ（分量外、飾り用）を添える。

※五香粉は、八角茴香（スターアニス）、肉桂（シナモン）、丁香（クローブ）、花椒、陳皮を合わせた香味スパイスです。肉桂、八角茴香、陳皮 各2に対し、丁香、花椒 各1の割合で合わせ、ブレンダーなどで粉末にして作ります。

カリフラワーと枸杞子の五味子酢和え

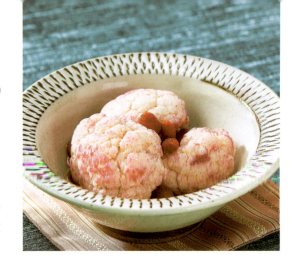

脾・腎の気を補うカリフラワーと、肝・腎の陰を滋養する枸杞子で、腎を補益し滋養する和えものに。五味子は収渋作用があり、身体の陰液が漏れ出ないように守ってくれます。酸味・甘味を適量使うことで、身体の陰を養う効果も。

材料

カリフラワー	1/2株
枸杞子	大さじ1
A	
砂糖	大さじ2
五味子	大さじ4
酢	200ml

※五味子と酢を1：4程度の割合で合わせた五味子酢を作りおきしておくと、酢のものやドレッシング、サワードリンクなどに活用できます。五味子は朝鮮五味子が手に入れば、きれいな赤い色の五味子酢に。酸味が強すぎる場合は、みりんを少々加えるか、だし汁で割ってもよいでしょう。

作り方

1. Aで五味子酢を作る。五味子を酢に1週間ほど漬けておく。漬けていた五味子は捨て、砂糖で甘みを加減する。
2. カリフラワーを小房に分けて、酢少々（分量外）を加えた湯で固めに茹でる。ザルにあげて水気をよく切り、粗熱を取る。
3. カリフラワーと枸杞子、五味子酢100mlほどをポリ袋に入れて中の空気を抜き、1時間ほどおいて味をなじませる。

胡桃黒砂糖プディング

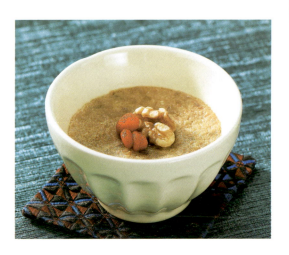

寒い時期には、デザートも温かいものにすることをおすすめします。胡桃には腎や肺を補いながら温め、働きを高め、大腸を潤し便秘を改善する働きがあります。黒砂糖は脾胃を温めて虚弱を補い食欲を増し、血流を改善して瘀血を解消。卵と牛乳は腎陰を滋養します。

材料

胡桃	30g
黒砂糖	30g
卵	2個
牛乳	100ml
枸杞子	少々

作り方

1. 胡桃を軽く煎る。飾り用を分けておき、残りはすりつぶして粉状にする。枸杞子は柔らかくなるまで水で戻し、水気を切っておく。
2. ボウルに卵を溶きほぐし、黒砂糖、牛乳を加えてよく混ぜ、1の粉状にした胡桃も加えてさらに混ぜる。
3. 2を耐熱容器に2等分して入れ、蒸気の上がった蒸し器に入れる。強火で3分間、さらに弱火にして5分ほど蒸す。竹串をさして、卵液がつかなければよい。
4. 枸杞子と、分けておいた胡桃を飾る。

大雪
たい　せつ

立法：補腎助陽温肺
　　　ほ じんじょようおんぱい
（腎の陽気を補い高め増強し、肺を温める）

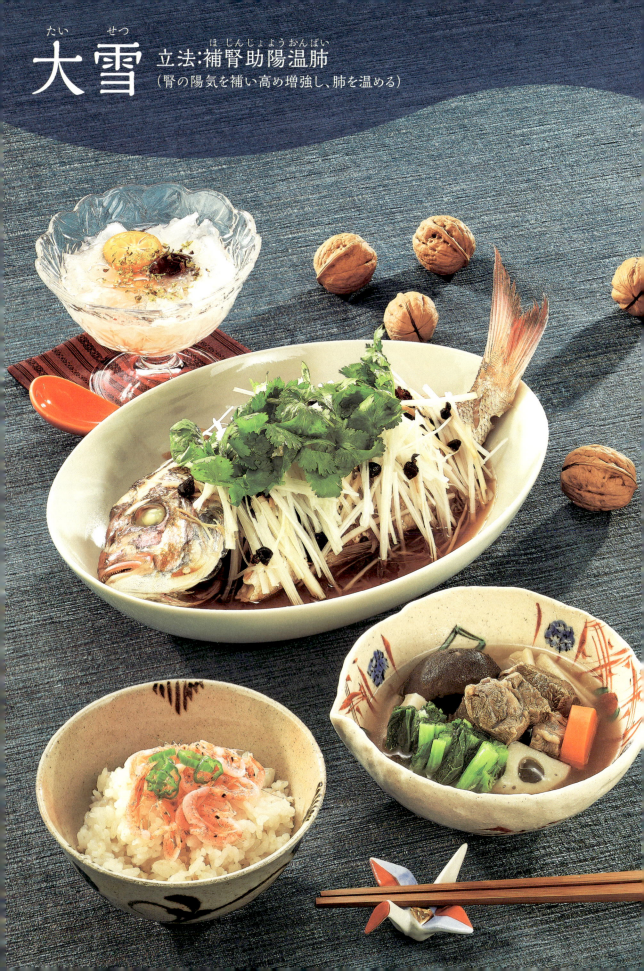

冬の薬膳養生

桜海老と生姜のごはん

大雪は寒さがさらに厳しくなり寒邪が腎を傷めやすいので、食養生では腎を養うことと内外の保温を心がけましょう。乾燥にも注意して抵抗力をつけるようにします。海老で補腎壮陽、粳米と糯米で補中益気します。身体を温めるごはんです。

材料

粳米……………………………… 2/3カップ
糯米……………………………… 1/3カップ
桜海老（釜揚げ）……………… 10g
生姜……………………………… 5g
紹興酒…………………………… 大さじ1/2
ししとう………………………… 2本

作り方

1　粳米、糯米は洗って炊飯器に入れ、水を加減して1時間浸しておく。
2　生姜はみじん切りにする。
3　1に紹興酒を加えて炊く。炊きあがったら生姜を混ぜ込む。
4　3を器に盛り、桜海老、小口切りしたししとうを散らす。

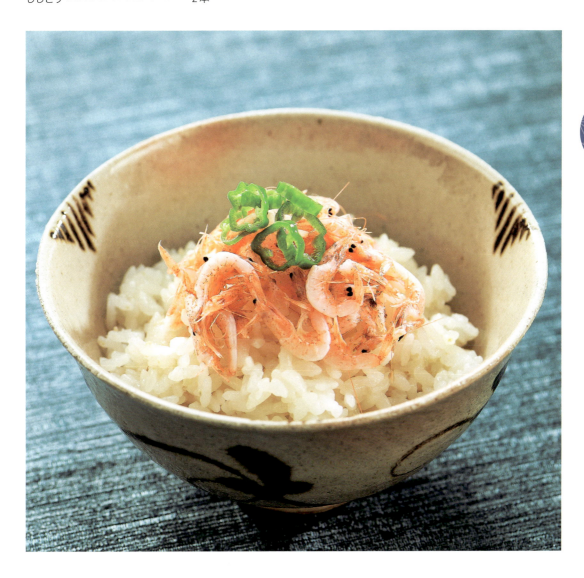

大雪

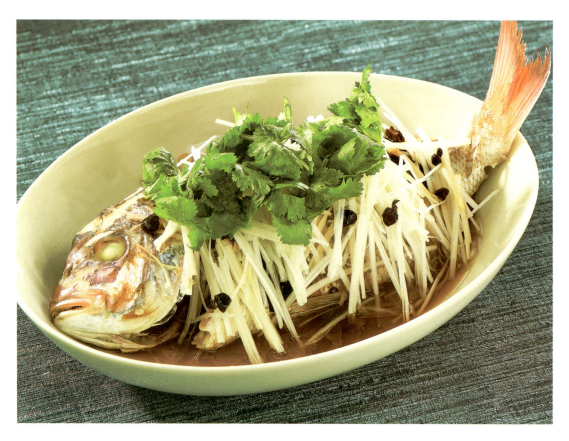

ねぎたっぷり鯛の蒸しもの

鯛は補益脾胃、滋補肝腎により臓腑の働きを増強。ねぎ・生姜・香菜は辛味・温性によって散寒通陽し、身体を冷えから守ります。

材料

鯛（中）	1尾
ねぎ	2/3本
生姜	10g
香菜	2本
豆豉	小さじ1
醤油、紹興酒、サラダ油	各大さじ2

作り方

1. 鯛はうろことわたを取って水洗いし、80℃ほどの湯で湯通しする。すぐ冷水にとり、水分を拭きとる。
2. ねぎは4cmほどの長さの細い千切り、生姜も細い千切りにする。香菜は3cmほどの長さに切る。豆豉は水洗いし刻む。
3. 1を器にのせ、ねぎ、生姜をそれぞれ半量を散らし、豆豉、醤油、紹興酒をかけて蒸気の上がった蒸し器に入れる。8〜10分間、強火で蒸す（蒸し時間は魚の大きさにより加減する）。
4. 器を取り出し、残りのねぎ、生姜をのせる。小鍋で熱したサラダ油を魚にかけ、香菜を飾る。

※魚は鯛のほか、鱸・鱈・太刀魚でもよいでしょう。

当帰入り牛肉スープ

牛肉は脾胃を補って気血を養い、筋肉や骨を強化し、補腎します。当帰・にんじんは血を養い、山薬・椎茸は牛肉の補気作用を強化する食薬。山楂子は消化と血の流れを改善するだけでなく、肉を柔らかく煮上げる効果もあります。

材料
牛すね肉（塊）	200g
当帰	3g
山楂子	2g
山薬	20g
蓮根、にんじん	各30g
干し椎茸	2枚
からし菜	1株
紹興酒	大さじ2
醤油	大さじ1
塩	適量

作り方
1. 牛すね肉は3cm角ほどに切る。当帰、山楂子をお茶パックに入れる。
2. 鍋に1、山薬、紹興酒、水1000mlを入れ、肉が柔らかくなるまで弱火で2時間ほど煮る(1時間ほど経ったらパックは取り除く)。
3. 蓮根は縦に4等分し、2cm幅に切る。にんじんは1cm幅のいちょう切りにする。干し椎茸は水で戻し、半分に切る。からし菜は2cmの長さに切る。
4. 2の牛すね肉が柔らかくなったら、からし菜以外の3の野菜と醤油、塩を加えて弱火で煮込む。野菜に火が通ったら味を調えて、からし菜を加えて煮る。

冬の薬膳養生

大雪

金柑と銀耳のデザート

辛味・温性の金柑は気の巡りを促進します。銀耳の滋陰潤肺、なつめ・桂花の温中散寒で身体を温めて、かぜを予防するデザートです。

材料
金柑	4〜6個
銀耳	5g
なつめ	2〜4個
桂花	小さじ1/4
蜂蜜	適量

※金柑に苦味があるときは、かぶる程度の水を加えて中火にかけ、沸騰したら弱火で3分間茹でてから、水にとってください（強火で煮ると皮が破れるので注意）。大きいときは半分に切って召しあがってください。なつめが種入りの場合、食べるときに取り除いてください。

作り方
1. 金柑はヘタを取ってよく洗う。
2. 銀耳は水で戻し、石づきを取る。ひたひたくらいの水で中火にかけ、沸騰したら蓋をし弱火で柔らかくなるまで煮る。
3. 2になつめを加えて柔らかくなるまでさらに煮て、金柑を加え5分ほど煮る。蜂蜜を加え好みの甘さにする。
4. 3を器に盛り、桂花をふりかける。

冬至

とう　じ

立法：補陽益腎

ほ　よう　えき　じん

（陽気を温めて腎を補益する）

蓮の実と黒豆のごはん

気を補う粳米に、蓮の実と黒豆を加えたごはんです。収斂作用・補脾益腎作用のある蓮の実は、脾や腎の虚弱症状を緩和。黒豆は体内の水の排泄を順調にし、腎を助けます。この2つの組み合わせにより、補った気をしっかりと留めることができます。

材料

- 粳米……………………………1カップ
- 煎り黒豆………………………… 8g
- 蓮の実…………………………… 20粒
- 生姜 ……………………………… 1かけ

作り方

1. 粳米は洗ってザルにあげる。
2. 蓮の実はよく洗い、かぶる程度の水に10〜20分ほど浸ける。
3. 生姜は皮をむき、繊維に沿って千切りにする。
4. 炊飯器にすべての材料と水1カップを入れて炊く。

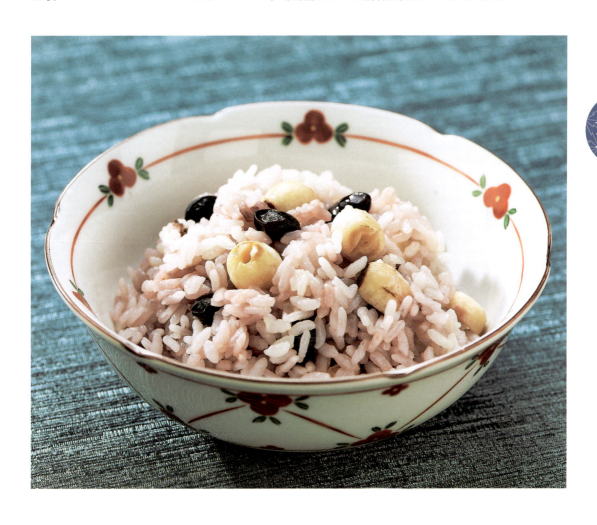

冬の薬膳養生

冬至

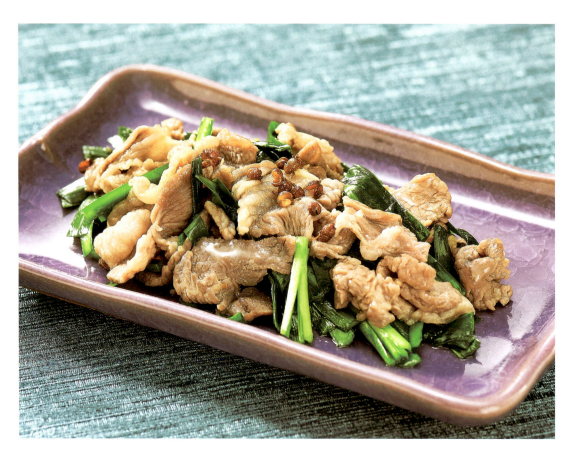

羊肉とにらの山椒炒め

陰が極まる冬至は、1年で最も陽気が低下する時期。温める働きが高い羊肉には足りない陽気を補う働きがあります。にらも別名「壮陽草」とよばれるほど陽気を盛んにする性質があり、おなかを温めてくれる食薬。おなかや筋肉の冷えを取る山椒を合わせることによって、身体を芯から温めながら、陽気を補うことができます。

材料

羊薄切り肉	150g
にら	1束
にんにく	1かけ
山椒、塩	少々
サラダ油	大さじ1/2
ごま油	小さじ1
A	
紹興酒	大さじ1/2強
砂糖、醤油	各大さじ1/2

作り方

1 羊肉は食べやすい大きさに切り、塩、紹興酒各少々（分量外）をもみこんで下味をつける。にらは5cmの長さに切る。にんにくは皮をむいてみじん切りにする。
2 Aを混ぜて、合わせ調味料を作る。
3 フライパンにサラダ油をひき、中火にかけ、にんにくを炒める。香りがたってきたら羊肉を加えて炒め、肉の色が変わったらにらを加えて手早く炒める。
4 2を加えて炒め、山椒を加えて混ぜ合わせ塩で味を調える。
5 ごま油を加え、火を止めてさっと混ぜる。

冬の薬膳養生

長芋ときのこの すり流し汁

長芋は脾と肺の気を補い、腎の働きを助けます。椎茸などのきのこ類を加えることで、気を補い、腎の働きを強化できます。

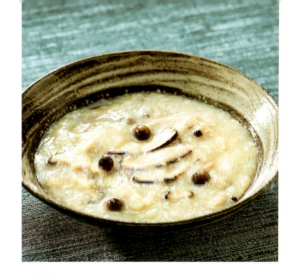

材料
長芋（山芋）	120g
干し椎茸	2枚
しめじ	30g
エリンギ	30g
かつおだし汁	2カップ
清酒	大さじ1
醤油	小さじ1/2
塩	少々

作り方
1 干し椎茸は柔らかくなるまでかぶる程度の水で戻し、軸を取って薄切りにする。戻した水はとっておく。しめじは石づきを切り落として小房に分ける。エリンギは3～4cmの長さに切って薄切りにする。
2 長芋は皮をむいてすりおろす。
3 鍋にかつおだし汁、干し椎茸を戻した水を入れて中火にかけ、沸騰したらきのこ類を入れて3～5分間煮る。清酒、醤油、塩で味を調えたら、すりおろした長芋を流し入れる。しっかり火を通し、とろみをつける

冬至

かぼちゃと黒胡麻の 茶巾しぼり

日本では冬至に食べる風習のあるかぼちゃ。温める性質があり、消化機能を司る脾・胃の働きを補益します。合わせる黒砂糖には臓腑を温める働きが、黒胡麻には腎陰を補う働きがあります。

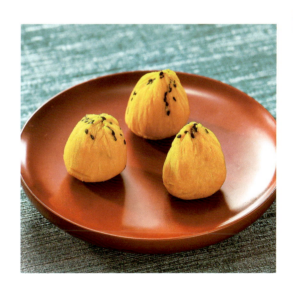

材料
かぼちゃ（皮と種を取った状態）	200g
黒砂糖	10g
黒胡麻	少々
塩	少々

作り方
1 かぼちゃは5cm角ほどに切り、蒸気の上がった蒸し器で柔らかくなるまで、強火で蒸す。蒸しあがったら熱いうちにつぶす。
2 1に黒砂糖、塩を加えてよく練る。
3 ラップを15cm角ほどに4枚カットしておき、4等分した2を1つずつラップにのせる。上から黒胡麻をかけ、茶巾の要領でしぼりながら丸める。

小寒

しょう かん

立法：補腎益気　温経散寒

ほ じん えっ き　　おん けい さん かん

（腎を補い、気を充実させる。経絡を温め、冷えを取る）

栗ごはん
くり

粳米(うるちまい)は気を補い消化機能を促進する働きがあります。栗は腎と脾を補い身体を温め、筋力を上げて足腰のだるさも改善してくれます。寒い時期におすすめのごはんです。

材料
- 粳米……………………2カップ
- 栗………………………10個
- 清酒……………………大さじ1
- 塩………………………少々

作り方
1. 栗は鬼皮と渋皮をむいておく。
2. 粳米は洗って30分間水に浸し、ザルにあげる。
3. 炊飯器にすべての材料と水2カップを入れて炊く。

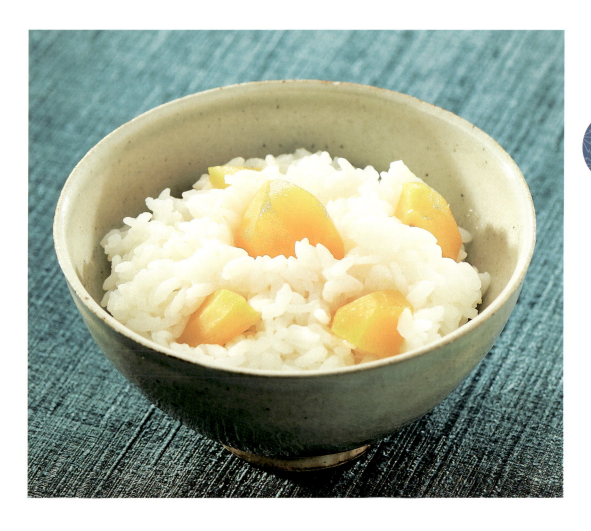

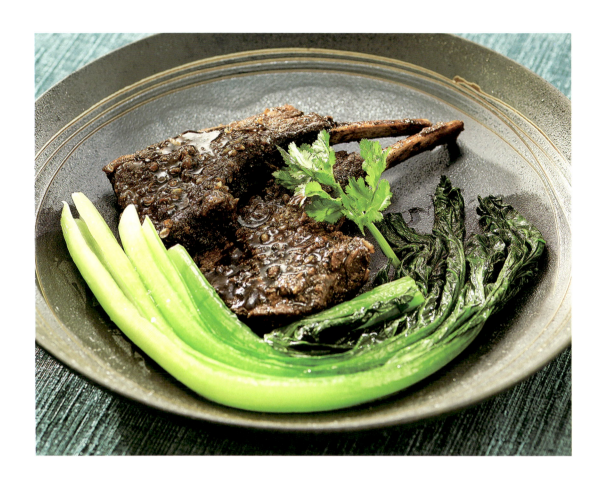

ラムチョップの香草焼き

羊肉は身体を温め、腎を補います。強い香りで羊肉独特の匂いを消すスパイスの香菜・小茴香・花椒・肉桂（シナモン）・丁香・にんにく・黒胡椒にも身体を温める力があります。相乗効果で冷えを改善させるレシピです。

材料

骨つきラム肉	4枚
小松菜	1束
香菜	少々
にんにく	10g
清酒	大さじ1
サラダ油	大さじ2
塩	小さじ1

A
　小茴香 ……………………………1g
　花椒、シナモンパウダー、
　丁香、黒胡椒 ………………各2g

B
　清酒、みりん、蜂蜜、醤油、
　オイスターソース ………各大さじ1

作り方

1. ラム肉に塩をふり、すりおろしたにんにく、Aをまぶしておく。
2. フライパンにサラダ油大さじ1をひいて熱し、1を両面の色が変わるまで焼く。
3. 2にBを加え弱火にし、ソースを肉に絡めていく。
4. 別の鍋に残りのサラダ油をひき、根を切りそろえた小松菜を清酒、残りの塩で軽く炒める。
5. 4を大きめの器に盛り、その上に3を盛りつけ香菜を散らす。

サーモンと玉葱のマリネ

鮭は身体を温めてくれる食材。疲れをとり、消化機能改善にも効果があります。玉葱・香菜などの香りのよい食薬には、温めて気の巡りを促進することで、寒さによる気や血の停滞を防ぐ働きが。また、黒酢やレモンといった酸味のものには、肝の気の巡りをよくする働きがあります。

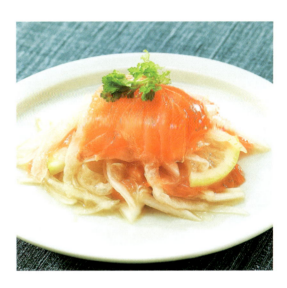

材料
- スモークサーモン……………………… 50g
- 玉葱……………………………………… 1個
- 香菜……………………………………… 1/2束
- レモン………………………… 輪切り3枚

A
- 黒酢、レモン汁………… 各大さじ1/2
- 塩………………………………… 小さじ1/3
- ごま油……………………………… 大さじ1

作り方
1. スモークサーモンは3cmの長さに切る。玉葱は薄切り、レモンは薄いいちょう切りにする。
2. Aで1を和えて器に盛り、切った香菜を飾る。

八宝茶

胡桃となつめは腎気を補いながら身体を温めます。乾姜(ジンジャー)と肉桂(シナモン)には臓腑を温め、冷えを取り、咳を止める働きがあり、枸杞子と松の実は肺に潤いを与えてくれます。竜眼肉は血を補い、黒砂糖は臓腑を温めて疲労回復、血の流れをよくしてくれます。

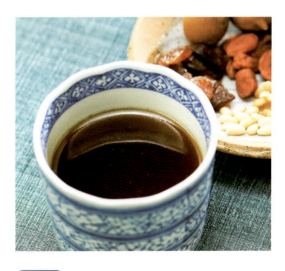

材料
- 煎り胡桃………………………………… 10g
- 枸杞子…………………………………… 5g
- ジンジャーパウダー…………………… 1g
- シナモンパウダー……………………… 1g
- 松の実…………………………………… 5g
- 竜眼肉…………………………………… 10g
- なつめ…………………………………… 4個
- 黒砂糖…………………………………… 30g

作り方
1. 胡桃はすりつぶして粗い粉状にし、なつめは種を取っておく。
2. 鍋にすべての材料と水600mlを入れ、強火で20分ほど煎じて濾す。

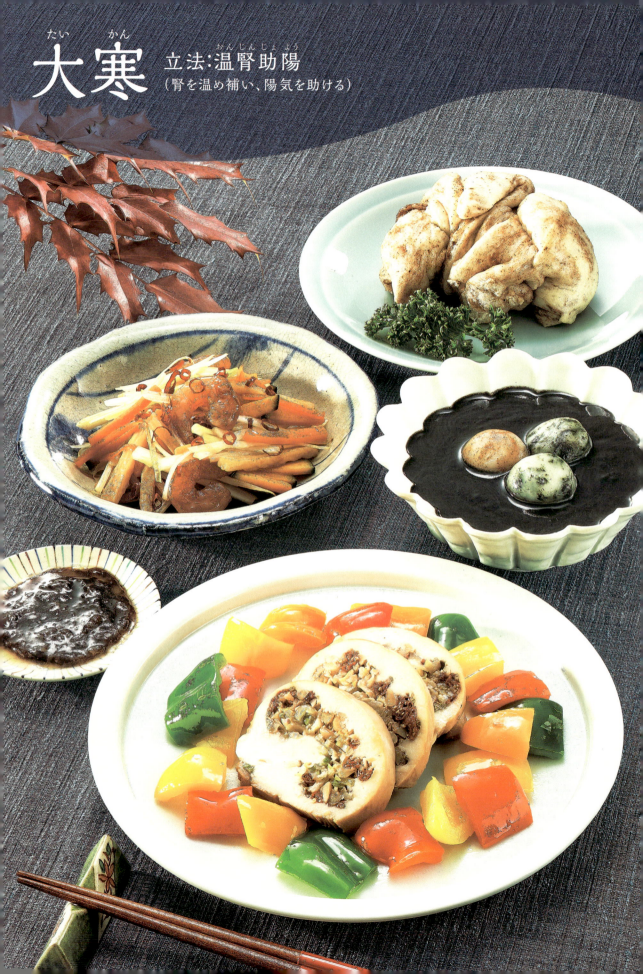

大寒
立法：温腎助陽
（腎を温め補い、陽気を助ける）

スパイシー花巻

脾胃を補益する小麦は涼性の性質を持つため、温性の肉桂（シナモン）・丁香・黒胡椒でその性質を抑えています。肉桂は大熱の性質。身体を強く温め、腎陽を助けます。丁香は温腎助陽、黒胡椒は食欲を増進します。寒い冬に涼性の小麦を使う際の薬膳の知恵です。

冬の薬膳養生

材料（8個分）

シナモンパウダー、丁香、黒胡椒…各2g
ラード………………………………10g
塩……………………………………少々
サラダ油……………………………大さじ1/2
A
　薄力粉……………………………150g
　強力粉……………………………50g
　砂糖………………………………30g
　ドライイースト…………………5g

作り方

1　Aをボウルに入れ、ぬるま湯110mlを3回に分けて注ぎながらこねていく。まとまりはじめたらラードを加え、こねてなじませる。布巾をかけ、温かいところで30分ほど一次発酵をさせて生地を作る。

2　1が2倍ほどに膨らんだら、シナモンパウダー、丁香、黒胡椒を混ぜ、長方形に伸ばす。生地全体に塩をふり、サラダ油を塗り広げる。

3　2を手前から隙間なく巻き込んでいく。閉じ目を下にして置く。

4　ロール状にした3を16等分にする。閉じ目がある方同士が合わさるようにふたつ重ねて、中央を親指と人指し指で押しつぶす。押しつぶした面が上になるように縦に持ちかえ、両端を持ち引っ張りながらぐるっとねじり、片端がもう片端に重なるように、丸く成型する。

5　セイロに並べて蓋をし、15分ほどねかせて二次発酵させてから、蒸気の上がった蒸し器で15分ほど、強火で蒸す。

大寒

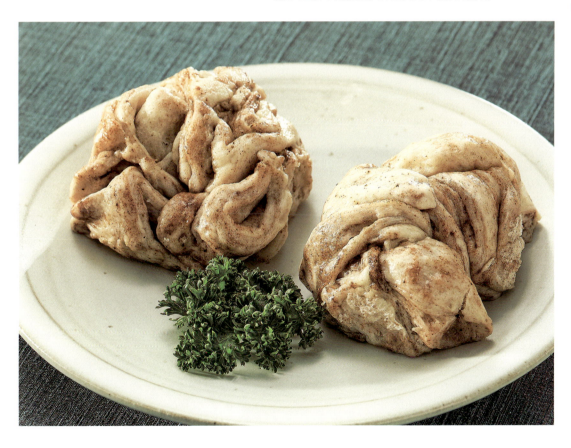

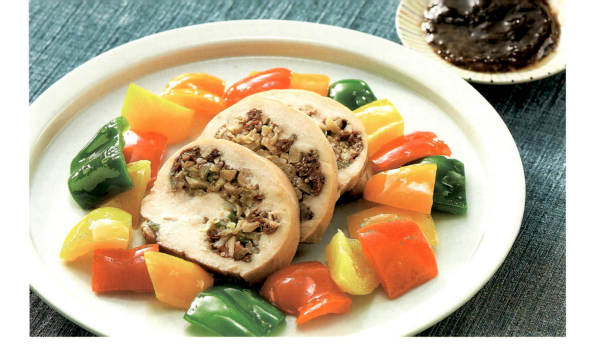

鶏むね肉のロール巻き

鶏肉と胡桃は身体を温め、脾と腎の気を補います。枸杞子と松の実は腎と肺を潤します。なつめは補気養血を、落花生は血を養い脾を充実させ肺を潤します。小茴香・らっきょう・ねぎは臓腑を温め、たれの黒酢は血の巡りをよくして食欲を増強します。

材料

- 鶏むね肉 …………………………… 300g
- 胡桃 ………………………………… 10g
- 枸杞子 ……………………………… 5g
- らっきょう（エシャロットでも可）…… 2個
- 落花生 ……………………………… 10g
- 松の実 ……………………………… 5g
- なつめ ……………………………… 2個
- ねぎ（白い部分）………………… 1/2本
- 小茴香 ……………………………… 1g
- パプリカ（赤・黄・オレンジ）、
- ピーマン ………………………… 各1/2個
- サラダ油、ごま油 ……………… 各大さじ1
- 塩、黒胡椒 ………………………… 各少々

A
- ゆず皮 ……………………………… 少々
- 醤油 ………………………………… 大さじ1
- 蜂蜜、清酒 ……………………… 各大さじ2
- みりん ……………………………… 大さじ1/2

B
- バター ……………………………… 20g
- 黒酢 ………………………………… 10ml
- 蜂蜜、醤油、清酒 ……………… 各大さじ1
- みりん ……………………………… 小さじ1
- コーンスターチ …………………… 2g

作り方

1. 鶏むね肉を厚みが均一になるように切り開き、たたいて平たくする。
2. 1に塩（分量外）をふって30分ほどねかせる。水分が表面に浮き出てきたら拭きとっておく。
3. 胡桃、落花生、松の実を焦げない程度に煎り、細かく刻む。らっきょう、ねぎはみじん切りに、なつめは種を取り、細かく切っておく。
4. 2に小茴香、胡桃、落花生、松の実、枸杞子、なつめ、らっきょう、ねぎの順に散らし、中の詰めものが出ないように巻いてタコ糸で縛る。
5. Aを合わせたものに4を30分ほど漬けておく。
6. 5を蒸し器に入れ、20〜30分ほど中火で蒸す。次にフライパンにごま油をひいて熱し、蒸しあがった肉を炒め、漬け汁を絡める。
7. Bで黒酢たれを作る。小鍋でバターを焦さないように溶かし、蜂蜜を加えてなじませてから黒酢を入れる。醤油、清酒、みりん、大さじ1の水で溶いたコーンスターチを入れ、少しとろみが出てきたら火を止める。
8. 6に照りが出てきたら火を止め、器に盛り、7の黒酢たれをかける。
9. パプリカ、ピーマンは2cmほどの大きさのざく切りにして、塩、黒胡椒をふる。サラダ油で軽く炒めて、肉の周りに盛りつける。

海老と野菜のピリ辛炒め

海老は腎を温めながら補います。かぼちゃ・山芋は気を補い消化機能を助け、にんじんは血を作り、目の不調を改善して食欲も回復させます。身体を温めるねぎと唐辛子でピリ辛に。

材料

- 小海老 …………………………… 10匹
- 山芋 ……………………………… 100g
- かぼちゃ、にんじん …………… 各50g
- ねぎ ……………………………… 1本
- 唐辛子 …………………………… 1/2個
- ごま油 …………………………… 大さじ1

A
| 清酒、みりん、
| オイスターソース ……………… 各大さじ1
| 醤油 ……………………………… 小さじ1

作り方

1. 山芋、かぼちゃ、にんじん、ねぎは大きめの細切りにし、唐辛子は輪切りにする。小海老は殻を取っておく。
2. フライパンにごま油をひき、山芋、かぼちゃ、にんじん、唐辛子を中火で炒める。かぼちゃが柔らかくなったら小海老を入れ、Aを加え絡める。
3. にんじんがしんなりしてきたらねぎも加え、香りがたってきたら火を止める。

蓬粉とシナモンの二色団子入り黒胡麻汁粉

黒胡麻は肝腎を潤して血を作り、精を充実させ、乾燥から皮膚と大腸を守ります。身体を温め、血流をよくする黒砂糖と合わせお汁粉に。脾を温めながら補う白玉団子には、臓腑を温め補腎助陽の肉桂（シナモン）・蓬を混ぜ込んでいます。

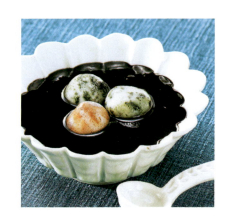

大寒

材料

- 白玉粉 …………………………… 50g
- シナモンパウダー、蓬粉 ……… 各0.5g
- 黒胡麻 …… 50g（市販のペーストでも可）
- 葛粉 ……………………………… 3g

A
| 黒砂糖、三温糖 ………………… 各20g
| グラニュー糖 …………………… 10g

※黒砂糖と三温糖は、ダマにならないようにふるっておいてください。

作り方

1. 黒胡麻を焦がさないように煎る。すり鉢ですり、つやが出るまで練ったら、80℃の湯70mlで溶きのばし、Aを加えて混ぜ合わせる。しっとりとしてきたら先ほどと同量の湯でさらに溶きのばす。
2. ダマをザルで取りながら鍋に移し、水20mlで溶いた葛粉を加える。焦がさないようにゆっくりかき混ぜながら弱火にかけ、とろみが出てきたら火を止める。
3. 白玉粉をボウルに入れ、水50mlを1割ほど残して混ぜる。白玉粉と水がなじんだら、しっかりと練り合わせる。
4. 残した水を少しずつ加えて耳たぶ程度の固さになるまでこね、2つに分ける。一方にはシナモンパウダーを、もう一方には蓬粉を加え、なじむようにこねる。それぞれ親指大に4個ずつちぎり、平べったくなるように丸めて団子を作る。中心部に少し窪みを作っておく。
5. 鍋にたっぷりの湯を沸かし、団子を入れて中火で2〜3分ほど茹でる。団子が浮いてきたらさらに1分ほど茹で、水にとる。
6. 2を器によそい、白玉をそれぞれ2個ずつ入れる。

本書で使用する主な食薬

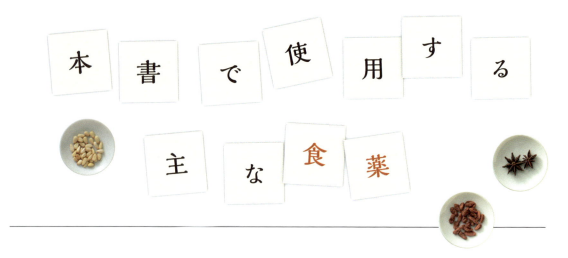

無花果（いちじく）

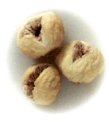

- **種別** クワ科
- **常用量** 好みでよい
- **性味** 平／甘
- **帰経** 脾・肺・大腸
- **効能**
  ①潤腸通便（じゅんちょうつうべん）：大腸の乾燥による便秘・痔の腫れ
  ②潤肺利咽（じゅんぱいりいん）：のどの痛み・声嗄れ

黄耆（おうぎ）

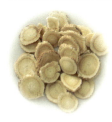

- **種別** マメ科
- **常用量** 9～60g
- **性味** 微温／甘
- **帰経** 脾・肺
- **効能**
  ①補気昇陽（ほきしょうよう）：脾肺気虚による内臓下垂・息切れ・めまい・疲れ・腹部の張り・下痢
  ②益衛固表（えきえいこひょう）：自汗（気温に関係なくかく汗）・風邪を引きやすい
  ③托毒生肌（たくどくせいき）：皮膚の慢性潰瘍の治癒の遅れ
  ④利水退腫（りすいたいしゅ）：浮腫・尿が少ない

薤白（がいはく）（エシャレット）

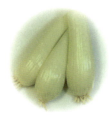

- **種別** ユリ科
- **常用量** 5～9g
- **性味** 温／辛・甘
- **帰経** 肺・胃・大腸
- **効能**
  ①通用散結（つうようさんけつ）：寒邪・痰湿による胸痛・胸のつかえ
  ②行気導滞（こうきどうたい）：脘腹部（上腹部）の張りと痛み・下痢

艾葉(よもぎ)

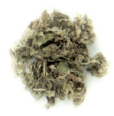

- 種別 キク科　常用量 3～10g　性味 温／辛・苦
- 帰経 肝・脾・腎
- 効能 ①温経止血・散寒調経:虚寒性の出血・腹痛・月経痛・月経不順・不正出血
　　　②安胎:妊娠中の胎児不安

花椒(かしょう)

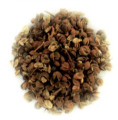

- 種別 ミカン科　常用量 3～10g　性味 温／辛
- 帰経 脾・胃・腎
- 効能 ①温中止痛:胃寒による腹痛・嘔吐・脾胃虚寒による脘腹冷痛（上腹部の冷えと痛み)・嘔吐・食欲不振
　　　②殺虫止痒:寄生虫による腹痛・手足の冷え・煩躁

乾姜(かんきょう)(ジンジャー)

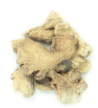

- 種別 ショウガ科　常用量 3～10g　性味 熱／辛
- 帰経 脾・胃・腎・心・肺
- 効能 ①温中散寒:寒冷による胸腹部の冷えと痛み・嘔吐・水様便
　　　②回陽通脈:心腎陽虚による四肢のひどい冷え・脈微弱・多汗
　　　③温肺化飲:肺寒による咳・喘息・胸背の冷え・疼痛

生姜を乾燥させたもの

甘草(かんぞう)

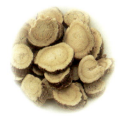

- 種別 マメ科　常用量 5～9g　性味 平(微寒)／甘
- 帰経 心・肺・脾・胃
- 効能 ①清熱解毒:のどの腫れと痛み・癰腫瘡毒（皮膚・乳腺・腸の急性化膿性疾患)
　　　②緩急止痛:腹部・四肢の疼痛
　　　③調和諸薬:中薬にある毒性と副作用を取り除く
- 注意 長期服用すると浮腫になりやすい

145

菊花（きっか）

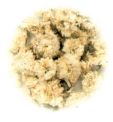

- **種別** キク科　**常用量** 3～9g　**性味** 微寒／辛・甘・苦
- **帰経** 肺・肝
- **効能**
  ①疏散風熱（そさんふうねつ）：外感風熱邪気による体表の発熱・頭痛・咳・のどの痛み
  ②平抑肝陽・清肝明目（へいよくかんよう・せいかんめいもく）：風熱邪気・肝火旺盛による目の充血・かすみ目・めまい・頭痛
  ③清熱解毒（せいねつげどく）：熱による吹き出物・皮膚の赤み・腫れ

菊花には色により白菊花・黄菊花、産地により杭州（こうしゅう）の杭菊花・安徽（あんき）の滁菊花（せいきくか）などがある。疏散風熱には黄菊花、清肝明目には白菊花、清熱解毒には野菊花というように使いわける

吉林人参（きつりんにんじん）

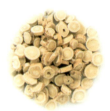

- **種別** ウコギ科　**常用量** 3～30g、粉末1～2g
- **性味** 微温（平）／甘・微苦　**帰経** 肺・脾・心
- **効能**
  ①大補元気（たいほげんき）：気虚欲脱による多汗・動悸・めまい・出血・嘔吐・下痢
  ②補脾益肺（ほひえきはい）：脾肺気虚による疲れ・自汗（気温に関係なくかく汗）・喘息・食欲低下・浮腫
  ③生津止渇（しょうしんしかつ）：津液（しんえき）不足によるのどの渇きや乾燥
  ④安神益智（あんしんえきち）：精神不安・不眠・多夢・動悸・健忘
- **注意** 大根、藜芦（りろ）と一緒に使用しない

姜黄（きょうおう）（ターメリック）

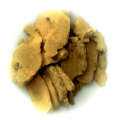

- **種別** ショウガ科　**常用量** 3～9g　**性味** 温／辛・苦
- **帰経** 肝・脾
- **効能**
  ①活血行気（かっけつこうき）：気滞血瘀による胸脇腹部の疼痛・月経不順・月経痛・閉経（無月経）・産後腹痛
  ②通経止痛（つうけいしつう）：風寒湿邪気により気血の流れが詰まった関節筋肉の痺痛（痛み・しびれ）・けが
- **注意** 妊婦には禁忌、貧血には慎重に使用

杏仁（きょうにん）

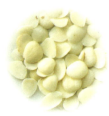

- **種別** バラ科　**常用量** 3～10g　**性味** 平・微温／甘
- **帰経** 肺・大腸
- **効能**
  ①潤肺止咳（じゅんぱいしがい）：肺の乾燥による咳・乾燥肌
  ②平喘・通便（へいぜん・つうべん）：肺の乾燥による喘息・便通

146

本書で使用する主な食薬

玉米鬚(ぎょくべいしゅ)

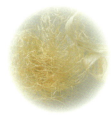

- **種別** イネ科
- **常用量** 好みでよい
- **性味** 平／甘
- **帰経** 膀胱・肝・胆
- **効能** ①利尿消腫(りにょうしょうしゅ)：むくみ・排尿不調・尿結石
  ②利湿退黄(りしつたいおう)：湿熱による黄疸

銀耳(ぎんじ)

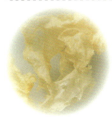

- **種別** シロキクラゲ科
- **常用量** 好みでよい
- **性味** 平／甘・淡
- **帰経** 肺・胃・腎
- **効能** ①滋陰潤肺(じいんじゅんぱい)：肺陰虚による咳・咳血・乾燥肌
  ②養胃生津(よういしょうしん)：陰虚によるのどの渇き・微熱

金針菜(きんしんさい)

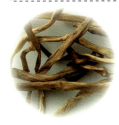

- **種別** ユリ科
- **常用量** 好みでよい
- **性味** 涼／甘
- **帰経** 肝・腎
- **効能** ①清熱利湿(せいねつりしつ)：浮腫・黄疸・発熱・不眠
  ②涼血解毒(りょうけつげどく)：目の赤み・口の苦み・めまい・煩躁・歯の痛み
  ③通乳(つうにゅう)：母乳分泌不足

銀杏(ぎんなん)

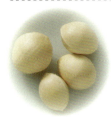

- **種別** イチョウ科
- **常用量** 3〜10g
- **性味** 平／甘・苦・渋（小毒）
- **帰経** 肺・腎
- **効能** 斂肺定喘(れんはいていぜん)：肺気虚による喘息

147

枸杞子
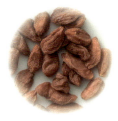

- 種別 ナス科
- 常用量 6〜12g
- 性味 平／甘
- 帰経 肝・腎・肺
- 効能 ①滋補肝腎：肝腎陰虚による白髪・めまい・腰と膝のだるさ・遺精・消渇（1．多食・多飲・多尿・痩せ、2．ひどい口渇）
  ②明目潤肺：肝腎陰虚による視力減退・眼精疲労・肺腎陰虚による慢性咳・喘息

栗
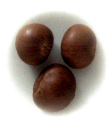

- 種別 ブナ科
- 常用量 好みでよい
- 性味 温／甘
- 帰経 脾・胃・腎
- 効能 ①補脾止瀉：脾気虚による少食・疲れ・腹部冷痛・下痢
  ②補腎強筋：腎気虚による足腰のだるさ・咳・喘息・頻尿・夜尿
  ③活血止血：鼻血・吐血・血便などの出血

黒木耳
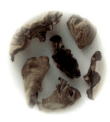

- 種別 キクラゲ科
- 常用量 好みでよい
- 性味 平／甘
- 帰経 胃・大腸
- 効能 涼血止血：熱による出血

黒胡麻
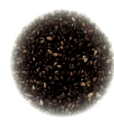

- 種別 ゴマ科
- 常用量 好みでよい
- 性味 平／甘
- 帰経 肝・腎・大腸
- 効能 ①滋補肝腎：肝腎不足・精血虧損による耳鳴り・頭痛・めまい・ほてり・白髪・微熱・寝汗・空咳
  ②潤腸通便：大腸の乾燥による便秘

本書で使用する主な食薬

黒豆(くろまめ)

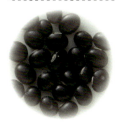

- 種別 マメ科
- 常用量 30〜60g
- 性味 平／甘
- 帰経 脾・腎
- 効能 ①活血利水解毒：むくみ・腹水・関節の腫れと痛み・吹き出物・薬物中毒
  ②滋陰補血祛風：陰血不足によるめまい・生理不順・水虫・皮膚の化膿性疾患

桂花(けいか)（金木犀(きんもくせい)）

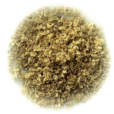

- 種別 モクセイ科
- 常用量 1〜3g
- 性味 温／辛・苦
- 帰経 心・肝・脾・胃
- 効能 ①温中散寒止痛：胃腹冷痛・歯の痛み
  ②理気化痰止咳：肺寒の咳・喘息
  ③芳香除臭：口臭

五味子(ごみし)

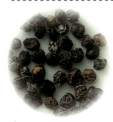

- 種別 マツブサ科
- 常用量 3〜9g
- 性味 温／酸・甘
- 帰経 肺・心・腎
- 効能 ①斂肺滋腎・寧心安神：肺虚や肺腎不足による慢性咳・呼吸困難・動悸・不眠・多夢
  ②生津斂汗・渋精止瀉：のどの渇き・自汗（気温に関係なくかく汗）・寝汗・遺精・滑精（男性の性機能低下の病症）・慢性の下痢
- 注意 表証を伴う病症・実熱証・初期の咳と麻疹などには使用しない

昆布(こんぶ)

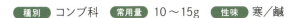

- 種別 コンブ科
- 常用量 10〜15g
- 性味 寒／鹹
- 帰経 肝・胃・腎
- 効能 ①消痰軟堅：固まりのある痰・体内の固まり（腫塊・筋腫など）とその痛み
  ②利水消腫：浮腫・げっぷ・脚気
- 注意 脾胃の虚寒証で下痢気味のときには用いない

山楂子(さんざし)

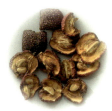

- **種別** バラ科　**常用量** 9～30g　**性味** 微温／酸・甘
- **帰経** 脾・胃・肝
- **効能** ①消食化積(しょうしょくかせき)：消化不良・肉の食べ過ぎによる胃腹部の張りと痛み・吐き気・嘔吐・下痢
  ②行気散瘀(こうきさんお)：瘀血による胸痛・産後腹痛・出血・生理痛・腸ヘルニア
- **注意** 胃酸過多の人には注意。人参と一緒に食べないほうがよい

山薬(さんやく)（長芋）

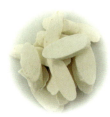

- **種別** ヤマノイモ科　**常用量** 9～120g　**性味** 平／甘
- **帰経** 脾・肺・腎
- **効能** ①補脾養胃(ほひようい)：脾気虚による少食・腹部の張り・泥状便
  ②生津益肺(しょうしんえきはい)：肺陰虚による慢性咳・喘息
  ③補腎渋精(ほじんじゅうせい)：腎気虚による遺精・頻尿・足腰のだるさ・おりもの
- **注意** 養陰助湿の働きがあるので、飲食積滞には用いない

紫蘇(しそ)

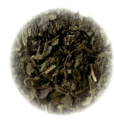

- **種別** シソ科　**常用量** 3～6g　**性味** 温／辛
- **帰経** 肺・脾
- **効能** ①解表散寒(げひょうさんかん)：風寒邪気による発汗・発熱・咳・痰
  ②行気寛中(こうきかんちゅう)：気滞による胸のつかえ・吐き気・嘔吐・つわり・胎動不安

新鮮な葉を「大葉」という。種の「紫蘇子」は咳・白い痰・便秘に使う

ジャスミン

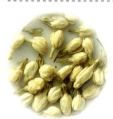

- **種別** モクセイ科　**常用量** 1～6g　**性味** 温／甘・苦
- **帰経** 肝
- **効能** 理気和中(りきわちゅう)：気滞によるため息・腹部の張り・腹痛

本書で使用する主な食薬

小茴香（フェンネル）
しょうういきょう

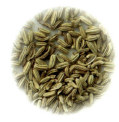

- **種別** セリ科
- **常用量** 3〜8g
- **性味** 温／辛
- **帰経** 肝・腎・脾・胃
- **効能** ①散寒止痛：寒邪による小腹痛（下腹部の痛み）・睾丸痛・陰部の冷え・月経痛・月経不順
  ②理気和胃：胃腹冷痛・腹部の張り・嘔吐・食欲不振

生姜
しょうきょう

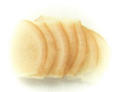

- **種別** ショウガ科
- **常用量** 3〜9g
- **性味** 温／辛
- **帰経** 肺・脾・胃
- **効能** ①解表散寒・温肺止咳：風寒邪気による悪寒・無汗・頭痛・身体の痛み・咳・白い痰・喘息
  ②温中止嘔：脾胃虚寒による胃の冷え・痛み・嘔吐・食欲不振

草豆蔲
そうずく

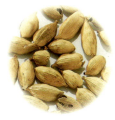

- **種別** ショウガ科
- **常用量** 3〜6g
- **性味** 温／辛
- **帰経** 脾・胃
- **効能** 燥湿行気・温中止嘔：寒湿阻胃による腹部の張りと冷えを伴う痛み・嘔吐・下痢

カルダモン（小豆蔲）の代用として使うことが可能

蕎麦
そば

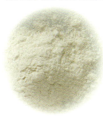

- **種別** タデ科
- **常用量** 好みでよい
- **性味** 涼／甘
- **帰経** 脾・胃・大腸
- **効能** ①下気消積・開胃寛腸：食べ過ぎや腸胃積滞による腹部の張り・腹痛・下痢
  ②止帯消濁：精液尿・おりもの
- **注意** 脾胃虚寒者の人は注意

丁香（クローブ）

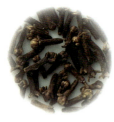

- **種別** フトモモ科　**常用量** 1〜3g　**性味** 温／辛
- **帰経** 脾・胃・腎
- **効能** ①温中降逆：寒邪による胃腹冷痛・嘔吐・食欲不振
  ②温腎助陽：陽虚による腰膝冷痛・陽痿（インポテンツ）

陳皮

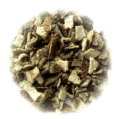

- **種別** ミカン科　**常用量** 3〜9g　**性味** 温／辛・苦
- **帰経** 脾・肺
- **効能** ①理気健脾：脾胃気滞による腹部の張り・吐き気・嘔吐・下痢
  ②燥湿化痰：痰湿による胸のつかえ・咳・多量の痰・喘息

冬瓜

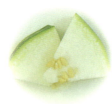

- **種別** ウリ科　**常用量** 3〜12g　**性味** 寒／甘
- **帰経** 肺・脾・小腸
- **効能** ①袪湿利尿：混濁尿・おりもの・排尿痛・排尿困難
  ②清肺消癰排膿：痰熱による咳・黄色い痰・胸膈のつかえ・肺癰（肺の急性化膿性疾患）・腸癰（盲腸の急性化膿性疾患）

当帰

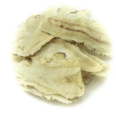

- **種別** セリ科　**常用量** 6〜15g　**性味** 温／甘・辛
- **帰経** 肝・心・脾
- **効能** ①補血調経：血虚証によるめまい・顔色が悪くつやがない・動悸・月経不順・閉経（無月経）
  ②活血止痛：月経痛・虚寒腹痛・瘀血作痛（瘀血による痛み）・打撲・しびれ・皮膚の化膿性疾患
  ③潤腸通便：血虚による便秘
- **注意** 湿盛、下痢、崩漏（不正出血）には禁忌

本書で使用する主な食薬

なつめ(大棗)
たいそう

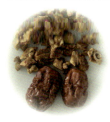

- **種別** クロウメモドキ科 **常用量** 好みでよい **性味** 温／甘
- **帰経** 脾・胃・心
- **効能** ①補中益気:疲れ・食欲不振・めまい
  ②養血安神:顔色萎黄(つやがなく黄色い)・躁鬱・動悸・不眠・多夢・いらだち
  ③緩和薬性:寒性・涼性、苦味・辛味の食薬の性味を緩和させる

肉桂(シナモン)
にっけい

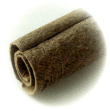

- **種別** クスノキ科 **常用量** 1〜3g、粉末0.5〜1g **性味** 大熱／辛・甘
- **帰経** 腎・脾・心・肝
- **効能** ①補火助陽・散寒止痛:陽気不足による冷え・浮腫・性欲低下・夜尿が多い・胃腹肢体の冷痛
  ②温通経脈:腰膝冷痛・胸痛・閉経(無月経)・月経不順・月経痛
  ③引火帰源:陽虚による顔の赤み・喘息・汗をかきやすい・動悸・不眠・脈弱

蜂蜜
はちみつ

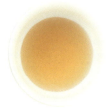

- **種別** 節足動物ミツバチ科 **常用量** 好みでよい **性味** 平／甘
- **帰経** 肺・脾・大腸
- **効能** ①潤腸通便:大腸の乾燥による便秘
  ②潤肺止咳:肺の乾燥による痰のない空咳
  ③補中緩急止痛:脾胃虚弱による胃と腹部の痛み
  ④解毒:トリカブトの中毒
- **注意** 湿熱痰滞で胸が苦しいときは用いない

薄荷
はっか

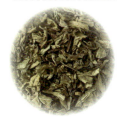

- **種別** シソ科 **常用量** 1〜6g **性味** 涼／辛 **帰経** 肺・肝
- **効能** ①疏散風熱:風熱邪気による体表の発熱・軽い悪寒・頭痛
  ②清利頭目:風熱邪気が頭部に侵入することによる目の充血・涙・頭痛・めまい
  ③利咽透疹:風熱邪気によるのどの痛み・風疹のかゆみ・麻疹の透発(毒素を外に出すこと)が不十分
  ④疏肝行気:肝気鬱結による胸脇部の張り・ため息・月経不順
- **注意** 新鮮な未乾燥の葉を摂りすぎると、胃痛・吐き気をともなう不快感、舌のしびれが生じる

乾燥した薄荷をよく使う

八角茴香 (はっかくういきょう)

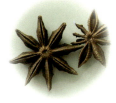

- 種別 シキミ科
- 常用量 3〜6g
- 性味 温／辛
- 帰経 肝・腎・脾・胃
- 効能 ①散寒止痛(さんかんしつう)：寒邪による小腹痛・睾丸痛・陰部の冷え・月経痛・月経不順
  ②理気和胃(りきわい)：胃腹冷痛・腹部の張り・嘔吐・食欲不振

効果は弱いので、香辛料としてよく使う

白豆蔲 (びゃくずく)

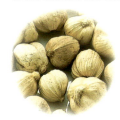

- 種別 ショウガ科
- 常用量 3〜6g
- 性味 温／辛
- 帰経 肺・脾・胃
- 効能 ①化湿行気(かしつこうき)：脾胃気滞による吐き気・嘔吐・腹部の張りと痛み・食欲不振・胸のつかえ
  ②温中止嘔(おんちゅうしおう)：寒湿気滞による吐き気・嘔吐

カルダモン（小豆蔲）の代用として使うことが可能

松の実 (まつのみ)

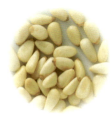

- 種別 マツ科
- 常用量 好みでよい
- 性味 温／甘
- 帰経 肺・肝・大腸
- 効能 ①潤肺止咳(じゅんぱいしがい)：肺の乾燥による咳・乾燥肌
  ②潤腸通便(じゅんちょうつうべん)：大腸の乾燥による便秘

油が酸化して傷みやすいので、密閉できる袋に入れて保存する

百合根 (ゆりね)

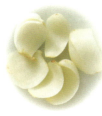

- 種別 ユリ科
- 常用量 9〜15g
- 性味 微寒／甘・微苦
- 帰経 肺・心
- 効能 ①潤肺止咳(じゅんぱいしがい)：肺の乾燥による咳・乾燥肌
  ②清心安神(せいしんあんしん)：心陰虚による動悸・煩躁・不眠・多夢

本書で使用する主な食薬

薏苡仁（はと麦）
よく い にん

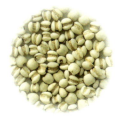

- **種別** イネ科　**常用量** 6〜10g　**性味** 涼／甘・淡
- **帰経** 肺・脾・胃
- **効能** ①滲湿利尿消腫：浮腫・排尿不調・脚気
  しんしつりにょうしょうしゅ
  ②健脾除痺：脾気虚による湿証の疲れ・食欲不振・下痢
  けんぴじょひ
  ③清熱排膿：肺と大腸の熱による胸痛・腹痛・咳・膿血が混じる痰
  せいねつはいのう

竜眼肉
りゅうがんにく

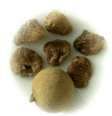

- **種別** ムクロジ科　**常用量** 6〜12g　**性味** 温／甘
- **帰経** 心・脾
- **効能** ①補益心脾：心脾両虚によるめまい・倦怠感・疲れ・出血・下痢
  ほえきしんぴ
  ②養血安神：不眠・健忘・動悸・怔忡（ひどい動悸）・驚悸（驚いた際の動悸）・
  ようけつあんしん　　　　　　　　　　　　　せいちゅう
  めまい
- **注意** ①陽盛体質、疾湿体質の人は控える
  ②熱がこもりやすいので、妊婦と子どもは多食を控える

緑豆
りょくず

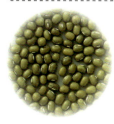

- **種別** マメ科　**常用量** 15〜30g　**性味** 寒／甘
- **帰経** 心・胃
- **効能** ①清熱解毒：暑熱による強いのどの腫れ・嘔吐・痢疾（赤痢・白痢などの伝
  せいねつげどく
  染病）・食中毒・薬物の中毒
  ②消暑利水：暑熱による浮腫・尿痛・頻尿・血尿
  しょうしょりすい

蓮子（蓮の実）
れんし

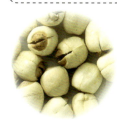

- **種別** スイレン科　**常用量** 10〜15g　**性味** 平／甘・渋
- **帰経** 脾・腎・心
- **効能** ①補脾止瀉：脾虚による慢性下痢・食欲不振
  ほひししゃ
  ②益腎固精：腎虚による遺精・滑精・不正出血・おりもの
  えきじんこせい
  ③養心安神：虚煩（煩躁）・動悸・不眠
  ようしんあんしん
- **注意** 熱性の便秘を呈するときは使用しないほうがよい

中医用語一覧

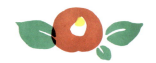

あ	安神（あんしん）	精神を安定させること。神は、生命現象の表現と精神意識をさす。精神不安、緊張、動悸、不眠など、心の不調に関わる症状があるときに用いる
い	陰液（いんえき）	津液（身体のなかにある正常な水分）・血・精などの営養を豊富に含んでいる体液の総称 →津液
	陰気（いんき）	陽気に相対するもの。気に対して、精・血・津液など陰に属するものをさす ⇔陽気
	引経（いんけい）	1つの処方のなかで、ある中薬がほかの中薬の効能を、疾病のもとになる部位に導く働きをさす
	陰邪（いんじゃ）	①疾病を引き起こす陰に属する邪気で、湿邪・寒邪のこと ②陰の経絡を侵す邪気
	陰消陽長（いんしょうようちょう）	陰が減り、陽が増えてくる（日照時間が長く夜が短くなる。寒さがやわらぎ暖かくなる）こと ⇔陰長陽消
	陰盛陽潜（いんせいようせん）	自然界では陰気を収蔵し、陽気が潜伏している冬の時期。冬眠する時期になること ⇔陽盛陰潜
	陰長陽消（いんちょうようしょう）	陰が増え、陽が少なくなっていく（日照時間が短く夜が長くなる。暑さがやわらぎ寒くなる）こと ⇔陰消陽長
	陰陽消長（いんようしょうちょう）	陰と陽は一定条件のもとで、互いに消失したり生長したり変化しあうこと
	陰陽転化（いんようてんか）	陰は陽へ、陽は陰へ、一定条件のもとで互いに転じて変化できること
	陰陽偏勝偏衰（いんようへんしょうへんすい）	陰陽のバランスの偏り。どちらかが盛んになる状態を陰陽偏勝、どちらかが衰弱する状態を陰陽偏衰という
う	運化（うんか）	脾で飲食物を変化させ運ぶ働き
え	営養（えいよう）	営は求める、養は養うこと。営養は食べものから養分を摂取・消化・吸収・利用する全行程のことで、西洋栄養学のような細かい栄養成分の考え方はない
	衛気（えき）	気の1つ。飲食物から生成された気のなかで活発な部分が腎気の気化作用によって衛気として生成され、肺の宣発作用によって完成する。体表・臓腑・全身に巡っている。温煦作用と保護作用がある。衛陽ともいう
	益胃生津（えきいしょうしん）	胃を養い、津液を生じさせること
	益気健脾（えっきけんぴ）	臓腑の働き（気）を補い、消化機能（脾・胃）を高める
お	瘀血（おけつ）	血の流れが体内で滞ること（血瘀）により生じる血の塊、または血が固まった状態のこと
	温腎助陽（おんじんじょよう）	腎を温め、陽気を増強すること
	温燥（おんそう）	立秋後、秋分より前の時期に、残暑と燥気が結びついて起こる気候の特徴

	温中散寒 <small>おんちゅうさんかん</small>	脾胃を温め、寒邪を発散すること
	温肺滋陰 <small>おんぱいじいん</small>	肺を温め、陰液を滋養すること
	温補 <small>おんぽ</small>	温め、補うこと
	温陽補腎 <small>おんようほじん</small>	陽気を温め、腎を補うこと
	温裏 <small>おんり</small>	臓腑を温めること
か	咳嗽 <small>がいそう</small>	咳と痰の症状があること
	咯痰 <small>かくたん</small>	痰を吐くこと。または吐いた痰のこと
	寒邪 <small>かんじゃ</small>	自然界の邪気の1つで、主に冬の邪気。または陽気不足により体内に生じる邪気。寒邪により悪寒、冷え性、疼痛、下痢などの症状が現れる
	肝陽上亢 <small>かんようじょうこう</small>	肝腎陰虚により肝の陽気が亢進すること
き	気 <small>き</small>	自然界を構成する最も原始的な物質のこと。または臓腑組織の生理機能のこと
	気鬱 <small>きうつ</small>	気滞ともいう。気の巡りが滞る病的な変化
	気機 <small>きき</small>	気の運動のこと。気の運動には昇・降・出・入がある
	喜燥悪湿 <small>きそうあくしつ</small>	燥気を喜び、湿気を嫌う。脾の特徴をさす
	気滞 <small>きたい</small>	気の巡りが停滞した状態 →気鬱
	気は血を生じる <small>きはけつをしょうじる</small>	気によって血が生成されるという中医学の考え方
	祛風除湿 <small>きょふうじょしつ</small>	祛風湿ともいう。風湿邪気を取り除くこと
け	解表 <small>げひょう</small>	辛味で発散作用のある食材・中薬で発汗させ、体表に侵襲する邪気を取り除くこと
	健脾消食 <small>けんぴしょうしょく</small>	弱っている脾の機能を高め、消化を促進すること
	健脾利尿 <small>けんぴりにょう</small>	健脾利湿ともいう。弱っている脾の働きを高め、利尿作用によって湿邪を取り除くこと
こ	行気 <small>こうき</small>	理気法の1つ。気の巡りを促進すること
	行気利湿 <small>こうきりしつ</small>	気の巡りを促進し、水分を尿とともに排出させること
	固渋 <small>こじゅう</small>	汗・尿・精液などが漏れないように引き締めて固めること

さ	散寒通陽 さんかんつうよう	寒邪を取り除き、陽気を通すこと
し	滋陰 じいん	陰液を補い、臓腑を滋潤すること。皮膚・毛髪・目・鼻の乾燥、盗汗、のどの渇き、空咳、便秘などの症状があるときに用いる。補陰、養陰ともいう
	滋陰潤燥 じいんじゅんそう	陰液を補い、乾燥を潤すこと
	滋陰潤肺 じいんじゅんぱい	陰液を補い、肺を潤すこと
	止咳 しがい	咳を止めること
	滋潤 じじゅん	陰液を滋養し、身体を潤すこと
	湿邪 しつじゃ	自然界の邪気の1つで、主に梅雨の邪気。または臓器（脾・肺・腎）の失調により体内に生じる邪気で、食欲不振、痰、むくみ、下痢など水湿停滞の症状が現れる
	滋補肝腎 じほかんじん	肝と腎を滋養すること
	収渋 しゅうじゅう	収斂ともいう。収縮させて引き締めること
	秋冬養陰 しゅうとうよういん	秋と冬は陰を養う季節であるという、養生思想の1つ
	収斂 しゅうれん	収縮させて引き締めること →収渋
	収斂止汗 しゅうれんしかん	収斂させて多汗を止めること
	主味 しゅみ	季節・臓腑などに対応する主な味のこと
	春夏養陽 しゅんかようよう	春と夏は陽を養う季節であるという、養生思想の1つ
	潤肺 じゅんぱい	肺の乾燥を潤すこと
	潤肺益胃 じゅんぱいえきい	肺と胃を滋養すること
	潤肺止咳 じゅんぱいしがい	肺の乾燥を潤し、咳を止めること
	滋養 じよう	陰液を補給し、身体を養うこと
	情志 じょうし	感情のこと
	清浄明潔 しょうじょうめいけつ	清らかで、明るいこと
	生津止咳 しょうしんしがい	津液を生じさせ、咳を止めること
	生津止渇 しょうしんしかつ	津液を生じさせ、のどの渇きを改善すること

	生津潤肺 <small>しょうしんじゅんぱい</small>	津液を生じさせ、肺を滋養すること
	生発 <small>しょうはつ</small>	生まれて成長すること
	暑邪 <small>しょじゃ</small>	自然界の邪気の1つで、主に夏の邪気。炎熱性があり、身熱、顔の赤み、多汗、のどの渇きなどの症状が現れる。気・津液を消耗しやすい
	暑熱 <small>しょねつ</small>	暑い気候、または暑邪のこと。あるいは暑い季節に現れる熱感のこと
	助陽通脈 <small>じょようつうみゃく</small>	陽気を補い、経脈を通すこと
	津液 <small>しんえき</small>	体内の正常な水分、水液の総称。体外に現れる汗、鼻水、涙、よだれ、つばを五液としてとらえる
	辛温解表 <small>しんおんげひょう</small>	辛味があり身体を温める性質を持ち、発汗作用により体表にある邪気を取り除く
	心経 <small>しんけい</small>	経絡名の1つで、手少陰心経<small>てしょういんしんけい</small>ともいう
	心血 <small>しんけつ</small>	心が司る血のこと。または脈管内を流れる血液のこと
	滲湿利尿 <small>しんしつりにょう</small>	湿を浸透させ、利尿によって停滞した水を排除すること
	心神 <small>しんしん</small>	心は十二臓腑の主宰で、神明（精神・意識・思惟活動）を司る。これを総合した概念をいう
	身熱 <small>しんねつ</small>	身体の発熱
す	水穀精微 <small>すいこくせいび</small>	食べもの（水穀）から得られる、生命を支える精微物質のこと
せ	精華物質 <small>せいかぶっしつ</small>	生命を支える精微物質。精・気・血・津液・神のこと
	精気 <small>せいき</small>	精ともいい、自然界・体内のすべての精微物質のこと
	清暑作用 <small>せいしょさよう</small>	暑邪を取り除くこと、またその作用
	生長 <small>せいちょう</small>	人や動物、植物が生まれ育つこと
	清熱 <small>せいねつ</small>	熱を取り除くこと
	清熱化痰止咳 <small>せいねつかたんしがい</small>	熱を取り除き、痰を排除して咳を止めること
	清熱解暑 <small>せいねつげしょ</small>	熱を取り除き、夏の暑さを解消すること
	清熱解暑止渇 <small>せいねつげしょしかつ</small>	熱を取り除き、暑さを解消して、のどの渇きを止めること
	清熱解毒 <small>せいねつげどく</small>	熱を取り除き、身体に害を与える毒の作用を排除すること

	清熱止渇 （せいねつしかつ）	熱を取り除き、のどの渇きを止めること
	清熱瀉火解暑 （せいねつしゃかげしょ）	熱を取り除き、火熱の症状を鎮め、暑さを解消すること
そ	燥気 （そうき）	秋の気候。乾燥の気のこと。初秋は「温燥」、晩秋は「涼燥」ともいう →温燥、涼燥
	燥邪 （そうじゃ）	自然界の邪気の1つで、主に秋の邪気。または体内の津液不足により体内に生じる邪気で、 皮膚や口、鼻、髪の乾燥、のどの渇き、便秘など内燥の症状が現れる
	疏泄 （そせつ）	肝気が発散・開通する働きにより、気・血・津液を順調に巡らせる機能
た	痰飲 （たんいん）	水液代謝障害で生じた病的な物質で、発病の原因にもなる
ち	地の気 （ちのき）	大地の気のこと。陰気に属する ⇔天の気
	重陽 （ちょうよう）	1つの物事のなかに、陽に属する性質が複数同時に現れること
	鎮静安神 （ちんせいあんしん）	興奮状態を鎮め、精神を落ち着かせること
つ	通経活絡 （つうけいかつらく）	経絡の気血の通りを改善すること
て	天人合一 （てんじんごういつ）	天人相応に同じ →天人相応
	天人相応 （てんじんそうおう）	天は宇宙・自然のこと。人間も宇宙の一部であるという中医学の考え方。自然の気候変化は 人体に大きく影響する
	天の気 （てんのき）	天空の気のこと。陽気に属する ⇔地の気
ふ	風邪 （ふうじゃ）	自然界の邪気の1つで、主に春の邪気であるが、ほかの邪気と結びつきやすく、1年を通して発 生する。または臓器の失調により体内に生じる邪気で、めまい、ふらつき、痒みなど内風の症状 が現れる
	封蔵 （ふうぞう）	蓄えて守ること
へ	平肝 （へいかん）	肝の陽気の亢進を抑えること
ほ	芳香化湿 （ほうこうかしつ）	香りがあり温性の性質を持つ食薬により、湿を乾燥させる
	補益 （ほえき）	体質を強化し、気・血・陰・陽の不足を補い、臓腑の機能を高めること
	補益肺気 （ほえきはいき）	肺気の虚弱を補益すること
	補益脾胃 （ほえきひい）	脾胃の働きを強くする
	補気 （ほき）	体質を強化し、気の不足を補って臓腑の働きを高めること。疲れ、息切れ、自汗（気温に関係な くかく汗）、風邪をひきやすい、めまいなど、気虚の症状があるときに用いる

	補気温脾 <small>ほ き おん ぴ</small>	脾を温めて気を補い充実させること
	補気滋陰 <small>ほ き じ いん</small>	気を補い陰液を滋養すること
	補気養血 <small>ほ き よう けつ</small>	気を補い血を養うこと
	補血 <small>ほ けつ</small>	血を補うこと。養血ともいう →養血
	補血滋陰 <small>ほ けつ じ いん</small>	血と陰液を滋養すること
	補腎壮陽 <small>ほ じん そう よう</small>	腎陽を増強する
	補中益気 <small>ほ ちゅうえっ き</small>	中焦（横隔膜から臍までの腹部）に属する脾胃の気を補益すること
	補脾益腎 <small>ほ ひ えき じん</small>	脾と腎の働きを補益すること
	補脾益気 <small>ほ ひ えっ き</small>	脾を補い、気を充実させること
	補陽 <small>ほ よう</small>	陽を補うこと
	補養心気 <small>ほ ようしん き</small>	心気を補益すること
よ	陽気 <small>よう き</small>	陰気に相対するもの。精・血・津液に対して、陽に属するもの（臓腑の働き）をさす ⇔陰気
	陽気旺盛 <small>よう き おうせい</small>	陽がたくさんある（日照時間が最も長く気温が高い）こと。また、臓腑の働きが強い状態
	陽気減少 <small>よう き げんしょう</small>	陽気が次第に減少していく状態
	陽虚 <small>ようきょ</small>	陽が虚すること。陽とは臓腑の働きをさす。臓腑機能が衰退して陽が不足し、陰陽のバランスが陰に傾いた状態になることをさす。顔色が青白い、疲労と倦怠感、腰の冷え、下痢、透明な尿がたくさん出るなど寒証の症状が現れる
	養血 <small>ようけつ</small>	血を養うこと。補血ともいう →補血
	養心安神 <small>ようしんあん しん</small>	心血を補益することで、精神を安定させること
	陽盛陰潜 <small>ようせいいんせん</small>	陽気が旺盛で、陰気が潜伏している夏の時期 ⇔陰盛陽潜
り	理気 <small>り き</small>	気機の運行を改善すること
	利湿 <small>り しつ</small>	湿邪を尿とともに排泄させ、湿証を改善すること
	涼燥 <small>りょうそう</small>	秋分後の冬に近い晩秋に、燥気と寒気が結びついて起こる気候の特徴

食薬索引

・細数字は食薬を使ったレシピのページです。
・太数字は食薬の解説が掲載されているページです。

【あ行】

小豆 ………………… 58、123
アスパラガス ………… 41、94、123
甘夏 ………………… 47、49
粟 …………………… 73、85
いか ………………… 33、47、51、67、78、103
無花果 ……………… 103、**144**
猪肉 ………………… 42
いりこ ……………… 82
いんげん …………… 66、75、83
うずらの卵 ………… 122
うどん ……………… 77
鰻 …………………… 81
梅干し ……………… 86、105
粳米 ………………… 29、37、41、45、49、57、
　　　　　　　　　　　65、73、75、81、85、97、
　　　　　　　　　　　101、105、113、121、125、
　　　　　　　　　　　129、133、137
エシャレット（薤白）… 30、**144**
えのき茸 …………… 114
海老 ………………… 41、111、143
エリンギ …………… 33、135
オイスターソース …… 33、46、138、143
黄耆 ………………… 113、**144**
大葉（紫蘇）………… 31、49、105、109、**150**
オクラ ……………… 51
オリーブオイル ……… 30、35
オレンジ …………… 83、87

【か行】

薤白（エシャレット）… 30、**144**
艾葉（蓬）…………… 143、**145**
牡蠣 ………………… 50、122

柿 …………………… 95
花椒 ………………… 126、138、**145**
かつおだし汁 ……… 69、103、114、135
かつお節 …………… 31、50、51、79
かぼちゃ …………… 95、135、143
鴨肉 ………………… 69
辛子 ………………… 47、106
からし菜 …………… 131
カリフラワー ……… 127
カルダモン ………… 35、58、74
乾姜（ジンジャー）…… 139、**145**
甘草 ………………… 77、**145**
寒天 ………………… 47、67、71、79、103
キウイ ……………… 67、83、95、99
菊花 ………………… 81、103、**146**
吉林人参 …………… 39、**146**
きなこ ……………… 39
絹さや ……………… 29
キャベツ …………… 35、106
牛肉 ………………… 126、131
牛乳 ………………… 35、37、39、41、71、87、
　　　　　　　　　　　93、103、123、127
きゅうり …………… 75、81、87
姜黄（ターメリック）… 58、**146**
杏仁 ………………… 103、107、**146**
玉米鬚 ……………… **147**
金柑 ………………… 35、131
銀耳 ………………… 43、67、95、99、101、110、
　　　　　　　　　　　115、131、**147**
金針菜 ……………… 71、**147**
銀杏 ………………… 103、109、114、**147**
枸杞子 ……………… 34、43、71、95、99、103、
　　　　　　　　　　　114、123、127、139、142、
　　　　　　　　　　　148
葛粉 ………………… 107、143
栗 …………………… 115、125、137、**148**
胡桃 ………………… 37、115、127、139、142
黒オリーブ ………… 94

黒木耳 ……………… 67、109、**148**

黒胡椒……………… 30、31、46、57、66、93
〜95、110、138、141、142

クローブ（丁香）……… 126、130、141、**152**

黒豆……………… 58、67、133、**149**

桂花（金木犀）……… 131、**149**

香菜……………… 46、121、130、138、139

紅茶……………… 111

黒糖蜜 ……………… 67

ココナッツミルク …… 87

胡麻

－黒胡麻 ……………… 34、39、71、102、103、
107、111、122、135、143、
148

－白胡麻……………… 47、49、67、81、82、102

ごま油……………… 31、34、46、47、49、83、
103、134、139、142、143

－白ごま油……… 37、59、86

小松菜 ……………… 34、43、103、111、115、
138

五味子……………… 67、79、127、**149**

小麦粉……………… 93、122

米粉……………… 39

米粉入りパン粉 ……… 30

コーンスターチ ……… 142

昆布 ……………… 45、50、51、81、85、**149**

昆布だし汁…………… 82

【さ行】

桜海老 ……………… 129

サクランボ …………… 67

鮭 ……………… 43、49、114、139

さつま芋 ……………… 98

砂糖……………… 46、59、67、71、87、99、
111、115、126、127、134、
141

－グラニュー糖……… 143

－黒砂糖 …………… 58、127、135、139、143

－氷砂糖 …………… 79

－三温糖…………… 143

－甜菜糖 …………… 47、123

山楂子……………… 95、131、**150**

山椒……………… 134

山薬（長芋）……… 101、106、131、135、**150**

椎茸……………… 42、51、65、71、98、102、
114、131、135

塩麹……………… 98

ししとう …………… 129

紫蘇（大葉）……… 31、49、105、109、**150**

シナモン（肉桂）……… 111、123、126、138、139、
141、143、**153**

しめじ ……………… 30、94、98、107、135

じゃがいも ………… 31、102

ジャスミン…………… 47、**151**

春菊……………… 51

じゅんさい …………… 69

小茴香（フェンネル）…… 58、138、142、**151**

生姜……………… 29、31、33、34、38、43、
45、46、49、58、75、114、
121、125、126、129、130、
133、**151**

紹興酒 ……………… 31、33、34、66、103、129、
130、131、134

醤油……………… 31、34、35、38、39、42、
43、45、46、51、58、59、
65、69、70、75、79、83、
86、98、106、109、111、
113、114、122、126、130、
131、134、135、138、142、
143

－薄口醤油 ………… 99、114

－だし醤油………… 49、51

白玉粉……………… 83、87、115、123、143

白ワイン …………… 70、94

ジンジャー（乾姜）…… 139、**145**

酢 ················· 35、47、59、75、95、
99、115、127

－梅酢 ············· 81

－黒酢 ············· 139、142

－米酢 ············· 39、41、111

－すし酢 ············· 49

スイカ ············· 83

鱸 ············· 50、74、94

ズッキーニ ············· 74

セロリ ············· 78

草豆蔲 ············· **151**

そうめん ············· 69

蕎麦 ············· 51、87、93、**151**

【た行】

鯛 ············· 130

大豆 ············· 58

ダイダイ ············· 42

卵 ············· 33、41、65、79、87、93、
110、123、127

玉葱 ············· 31、42、47、50、58、59、
70、74、139

ターメリック（姜黄）··· 58、**146**

チーズ
－カマンベールチーズ·· 107

－クリームチーズ ······ 93

中華スープ ············· 101、110

丁香（クローブ）······ 126、138、141、**152**

ちりめんじゃこ ········· 59

陳皮 ············· 29、59、98、106、115、
126、**152**

甜麺醤 ············· 126

唐辛子 ············· 58、111、143

冬瓜 ············· 75、**152**

当帰 ············· 131、**152**

豆豉 ············· 130

豆乳 ············· 99、102、121

豆板醤 ············· 126

豆腐 ············· 83、86

豆苗 ············· 31

とうもろこし ············· 57、73

トマト ············· 74、83、85、94、99

ドライイースト ········· 141

鶏がらスープ ············· 126

鶏肉 ············· 30、38、58、95、142

【な行】

長芋（山薬）············· 101、106、131、135、**150**

梨 ············· 95

なつめ ············· 35、67、77、111、131、
139、142、**153**

菜の花 ············· 47

生クリーム ············· 123

ナンプラー ············· 33

苦瓜 ············· 83、87

肉桂（シナモン）······· 111、123、126、138、139、
141、143、**153**

にら ············· 42、134

にんじん ············· 35、37、38、67、70、81、
97、107、109、114、131、
143

にんにく ············· 31、34、126、134、138

ねぎ ············· 31、38、46、50、110、114、
126、130、142、143

海苔 ············· 82

【は行】

ハイビスカスティー ···· 95

白菜 ············· 46、102

蓮粉 ············· 39

蓮の実（蓮子）········· 65、133、**155**

バター ············· 70、122、142

蜂蜜 ············· 35、39、41、43、83、87、
95、99、102、103、107、
115、131、138、142、**153**

薄荷 ············· 37、83、87、99、103、**153**

八角茴香 …………………… 126、**154**
はと麦（薏苡仁）……… 59、**155**
パプリカ …………………… 30、114、142
牛肉…… ……… 134、138
ピーナッツ（落花生）.. 35、39、65、77、103、
142
ピーマン ………………… 122、142
白豆蔲………………… **154**
枇杷………………… 67
フェンネル（小茴香）‥ 58、138、142、**151**
フォー ………………… 33
豚ハツ …………… 34、66
豚レバー …………… 34
豚肉………………… 46、77、86、98、102、
106、109
ぶどう ………………… 103
ブロッコリー ………… 31、95、98
ほうれん草 ………… 33、39、71
干し杏………………… 115
干し海老………………… 31
干しぶどう ………… 35、123
細ねぎ………………… 69
ほたて貝柱…………… 37、49、70、101、105、
113、123

【ま行】

舞茸………………… 98、107、113
マッシュルーム……… 70、94
抹茶………………… 71、99
松の実…………… 42、66、97、105、109、
123、139、142、**154**
みかん ………………… 43、115
水菜………………… 86

味噌………………… 47、67、77、82、98
－白味噌………… 102、121
三つ葉………… 50、65、110
茗荷………………… 31、49、79
みりん 38、49、67、69、75、86、
98、106、138、142、143
めんつゆ………… 71
糯米………………… 109、125、129
もち麦………… 37

【や行】

山芋………………… 70、82、113、135、143
ゆず ………………… 50、142
ゆず胡椒 …………… 49、122
湯葉………………… 79
百合根………………… 43、66、78、121、**154**
洋梨………………… 102
薏苡仁（はと麦）… 59、**155**
蓬（艾葉）………… 143、**145**

【ら行】

落花生（ピーナッツ）‥ 35、39、65、77、103、
142
らっきょう………… 142
竜眼肉………………… 67、79、103、139、**155**
緑豆………………… 71、79、87、**155**
緑茶………………… 75
レモン ………………… 78、83、139
蓮根………………… 41、71、81、131
蓮子（蓮の実）……… 65、133、**155**
練乳………………… 39

【わ行】

わかめ………………… 47

165

執筆者・スタッフ一覧

理論部分執筆	辰巳 洋

レシピ作成 （担当節気順）	
立春、雨水	平尾安基子
啓蟄、春分	飯田和子
清明	津村尚美
穀雨	鶴井恵実
梅雨、冬至	岡尾知子
立夏、小満	猪俣稔成
芒種、夏至	渡辺真里子
小暑	福田和愛
大暑	歌野弥生
立秋	大村和子
処暑	松本しず子
白露	川端咲子
秋分	春日初恵
寒露	河本壽恵乃
霜降	石渡千代
立冬、小雪	古谷彩子
大雪	安里清子
小寒、大寒	市川賢二郎

料理作成アシスタント （五十音順）	井上奈々子　井上聖雪　奥平純子 辰巳 亮　服部直美　堀越由利江 楊 帆

監修者・編著者プロフィール

監修

辰巳 洋（たつみ なみ）

医学博士（順天堂大学）、本草薬膳学院学院長

日本国際薬膳師会会長、順天堂大学国際教養学部非常勤講師、中国薬膳研究会常務理事・国際薬膳師試験審査員、世界中医薬学会連合会主席団執行委員

北京中医学院（現北京中医薬大学）卒業。主治医師・医学雑誌編集者を経て1989年に来日し、専門学校にて中医学・薬膳学講師、出版社にて編集協力などを行う。

著書に『薬膳の基本』、『女性のための薬膳レシピ』、『薬膳茶のすべて』、『こども薬膳』、『薬膳お菓子』共著（以上緑書房）、『実用体質薬膳学』、『実用中医薬膳学』（ともに東洋学術出版社）、『実用中医学』、『防がん・抗がんの薬膳』（ともに源草社）、『薬膳は健康を守る』（健友館）、『薬膳茶』共著（文芸社）など。

監修に『体質改善のための薬膳』、『家庭で楽しむ薬膳レシピ』（ともに緑書房）、一部執筆『東洋医学のすべてがわかる本』（ナツメ社）、主編に『薬膳素材辞典』、『一語でわかる中医用語辞典』、『早わかり薬膳素材』（ともに源草社）など。

その他、専門誌などに中医薬学・薬膳学関連記事を連載。

編著

猪俣稔成（いのまた としなり）

1968年、神奈川県生まれ。明治大学文学部を卒業後、中国・遼寧中医学院（現・遼寧中医薬大学)に留学し、中医師資格を取得する。帰国後は漢方薬局での相談業務を経て、現在は本草薬膳学院の教務部長・講師を担当。『絵で見る経筋治療』（東洋学術出版社）の翻訳を担当。

参考文献

辰巳 洋『実用中医薬膳学』東洋学術出版社（2008）

辰巳 洋『実用中医学：一冊でわかる基礎から応用』源草社（2009）

辰巳 洋『薬膳の基本』緑書房（2008）

辰巳 洋主編『薬膳素材辞典：健康に役立つ食薬の知識』源草社（2006）

辰巳 洋主編『食薬学』本草薬膳学院（2016）

石田秀実監訳『黄帝内経素問：現代語訳』東洋学術出版社（1992）

白井明大『日本の七十二候を楽しむ：旧暦のある暮らし』東邦出版（2012）

武 鈴子『からだに効く和の薬膳便利帳：症状別食材別』家の光協会（2012）

喩 静、植木もも子監修『薬膳・漢方食材＆食べ合わせ手帖』西東社（2012）

任 応秋『運気学説（増訂版）』上海科学技術出版社（1960）

鄧 中甲『方剤学』中国中医薬出版社（2009）

菩提子『詩説二十四節気』中国華僑出版社（2017）

『懐中要便七十二候略暦』頒暦商社（1878）

季節の薬膳

2018年10月20日　第1刷発行

監修者	辰巳　洋 (たつみ　なみ)
編著者	猪俣　稔成 (いのまた　としなり)
発行者	森田　猛
発行所	株式会社　緑書房

〒 103-0004
東京都中央区東日本橋3丁目4番14号
TEL　03-6833-0560
http://www.pet-honpo.com

編　集	長佐古さゆみ、出川藍子
撮　影	大寺浩次郎
カバー・デザイン・DTP	岡田恵理子
印刷所	廣済堂

©Nami Tatsumi
ISBN978-4-89531-349-0　Printed in Japan
落丁、乱丁本は弊社送料負担にてお取り替えいたします。

本書の複写にかかる複製、上映、譲渡、公衆送信（送信可能化を含む）の各権利は株式会社緑書房が管理の委託を受けています。
JCOPY〈（一社）出版者著作権管理機構委託出版物〉
本書を無断で複写複製（電子化を含む）することは、著作権法上での例外を除き、禁じられています。本書を複写される場合は、そのつど事前に、（一社）出版者著作権管理機構（電話 03-3513-6969、FAX03-3513-6979、e-mail:info@jcopy.or.jp）の許諾を得てください。また本書を代行業者等の第三者に依頼してスキャンやデジタル化することは、たとえ個人や家庭内の利用であっても一切認められておりません。